DENIS ABSENTIS

ZLAYA KORCHA: A MONOGRAPH

VOLUME 2: CYCLES OF INSANITY

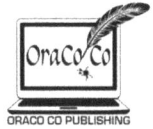

ORACO CD PUBLISHING

Денис Абсентис

Злая корча

2

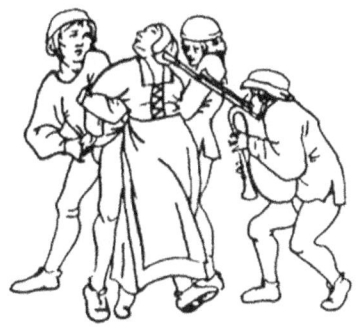

Denis Absentis

Zlaya korcha

Volume 2

Copyright © 2015 by Denis Absentis

OraCo Publishing, 2015

All rights reserved. No part of this book may be reproduced or transmitted in any form (except by reviewers for the public press) or by any means, electronic or mechanical, including photocopying, recording, or by any information storage and retrieval system without express written permission from the copyright owner.

ISBN 978-616-30516-4-6

RS 5585-013
www.zlayakorcha.com

Вместо эпиграфа

Сказка о Спорынье

Выполняя Упражнение 1, школьники знакомятся с таким жанром традиционного этикета, как благопожелание, осмысляют его назначение, определяют те сферы деятельности человека, в которых использовались благопожелания. Разные виды языкового разбора, работа с пословицами, составление собственных благопожеланий со словом «спорынья», а также написание сказки о спорынье позволят учителю сделать обоснованным вывод о культурном назначении традиционного этикета...

Упражнение 1. Познакомьтесь с благопожеланиями, которые использовали в своей речи жители Ярославской области: Жару тебе в печь! Хлеб в закрома! Беле́нько тебе! Колодец молока! Молоко рекой! Спорынья в труде! Спорынья в квашню! Спорынья в молоко! Спорынья в корыто!...

Обращая внимание школьников на то, что формулы словесного этикета имеют преимущественно парный характер (спасибо – пожалуйста; доброго тебе добра – милости просим; спорынья за щёку – спасибо)...

Чем можно объяснить «одушевлённые качества» спорыньи (спорынья живёт)? Напишите сказку о том, как Спорынья поселилась в доме или, наоборот, ушла из дома. Как будет выглядеть Спорынья? Почему Спорынья решила поселиться в доме (уйти из дома)? Перестройте предложения Спорынья в квашню! Спорынья в молоко! Спорынья в корыто! так, чтобы слово Спорынья стало обращением; включите глаголы, называющие действия спорыньи. Кто из героев вашей сказки мог обратиться к Спорынье с таким (советом, просьбой, требованием). Какой пословицей вы завершите сказку?

Русское слово. Материалы Международной научно-практической конференции. Выпуск 5. ч. 1. Ульяновск, 2013. С. 92-94.

Предисловие

Дежавю

Отошли в область преданий «пьяный хлеб» (фузариоз колосьев) и «злые корчи» от спорыньи.

Журнал «Защита растений» (1978)

Заявление журнала выглядело излишне оптимистично. Именно в год выхода этого номера в Эфиопии бушевала эпидемия эрготизма, оставляя после себя безногих и безруких калек. Тремя годами раньше то же самое происходило в Индии. Микотоксикозы никуда не пропали и не пропадут в обозримом будущем. Конечно, в журнале имелись в виду достижения конкретно советского сельского хозяйства, где подобное казалось уже невозможным, как и в других развитых странах. Но находились ли даже развитые страны тогда в полной безопасности? И находятся ли сейчас?

Уже в этом веке профессор Клаус Рот из Берлинского университета удивленно записал:

Огонь св. Антония — «исчезнувшая» болезнь? Возможность угрозы здоровью от зараженного спорыньей зерна все еще существует — такая идея фактически исчезла из человеческого сознания. Об эрготизме или огне св. Антония в нынешнее время почти абсолютно ничего не слышно; по крайней мере, что касается эпидемий, то они ассоциируются исключительно со средневековыми временами. Однако все изменилось с европейским урожаем ржи 2003 года, когда проблема спорыньи внезапно возникла вновь! Что же, черт возьми, произошло?[1]

А произошло то, что «дьявол средневековья» никуда не уходил, лишь затаился на время. И мы перестали его замечать. Но он периодически возвращался и будет возвращаться, подчиняясь глобальному природному циклу. Начался очередной цикл заражения зерновых спорыньей несколько раньше, чем заметил профессор Рот — в 2001 году уже развернулась эпидемия гангренозного эрготизма в Арси в Эфиопии, а в Нигерии и в Бенине разъяренные толпы жителей стали убивать и сжигать колдунов, ворующих у них члены. В Судане психическая эпидемия «пропавших членов», приведшая столицу Хартум в панику, разыгралась только в 2003 году. С распространением спорыньи ее никто не связал, как и одновременно начавшуюся в том же регионе «кивательную болезнь», превращающую тысячи детей в «зомби». Почему в Европе максимум заражения заметили только в 2003 году? Потому что зима была холодной. Еще в XIX веке отмечали, что большие эпидемии эрготизма обычно происходили не только после влажного лета, но и после аномально холодных зим. Мы можем это проследить на многих известных эпидемиях.

---

[1] Roth, K. Streller, S. Der gehörnte Roggen. Ein chemischer Blick auf den Isenheimer Altar. // Chemie in unserer Zeit, Vol. 43, Iss. 5. Oktober 2009. pp. 272-287.

Зима 1408 года (здесь и далее зима, считая с осени предыдущего года) была настолько холодной, что замерзли все швейцарские озера, а в России началась сильнейшая эпидемия «злой корчи», описанная в Троицкой летописи. Подобное повторилось после необычайно холодной зимы 1417 года и в 1421 году (во втором случае «морозы великие весьма» и «буря великая и студена весьма» были предыдущей осенью, а эпидемия «коркоты» — в 1421 году). После зимы 1709 года, когда в Париже в подвалах виноделов даже замерзло вино, эпидемии отравления спорыньей прокатились по Дофине, Солони, Орлеану и Лангедоку, по Люцерну, Ломбардии и России (Прибалтийские земли). Зима 1789 года, беспримерно суровая, самая долгая и самая холодная на памяти поколения, погубила многие виноградники и часть урожая, и год закончился вызванным отравлением спорыньей Великим Страхом и Великой французской революцией. Зима 1977 года, когда Черное море у берегов Одессы было покрыто льдом, а в Майами и на Багамских островах шел снег, спровоцировала упомянутую выше эпидемию гангренозного эрготизма в Эфиопии (1977–1978) и т. д.

Дело здесь в том, что прорастаемость рожков ржаной спорыньи активируется холодом и влажностью. Обнаружил это русский ботаник Семен Ростовцев еще в 1902 году. Он показал, что рожки до прорастания необходимо стратифицировать (или, пользуясь терминологией академика Лысенко, яровизировать; в контексте это одно и то же): одни склероции спорыньи помещались во влажный песок в холодной комнате, где температура зимой опускалась ниже 0 °C, другие выдерживались в сухом воздухе в лаборатории; первые проросли, вторые — нет[2]. Позже, в 1940–43 гг. Швартинг и Хинер

---

[2] Ростовцевъ, С. И. О Прорастаніи склероціевъ спорыньи... М., 1902. С. 7.

уточнят процент прорастания — в условиях предварительной выдержки при 13 °C у них проросло 8% склероциев, при выдержке в зимних условиях — 92%[3]. То есть почти в 12 раз больше.

Подобное произошло и на этот раз. Зима 2003 года была аномально холодной. Повсюду от Испании до Израиля и Ливана осадков выпало в два с лишним раза больше нормы, причем зачастую это был непривычный для этих мест снег. Среднемесячная температура воздуха в январе и феврале в большинстве европейских стран была меньше нормы на 2-4 °C, а в Венгрии даже на 5-6 °C. В Германии из-за морозов было полностью остановлено движение судов по каналу Майн-Дунай, являющемуся важной европейской водной транспортной артерией. Толщина льда, в который вмерзли более 20 судов, достигала местами 70 см. Тогда же из-за сильных холодов замерзла лагуна Венеции, гондолы вмерзли в лед. И пока просто отметим дополнительный момент, к которому мы вернемся позже — в 2003 году было нашествие саранчи, как пустынной, так и пруса.

Особенности урожаев тех лет ощутили на себе многие страны, ведь зараженные рожь и пшеницу надо было куда-то продать. Часть зерна пытались завезти в Россию. Газеты забили тревогу, о которой нам могут напомнить заголовки статей тех лет: «От германской ржи можно сойти с ума», «Петербург едва не отравился хлебом», «Хлебная инспекция опасается недобросовестных поставщиков». В самой России, что характерно, урожай был не лучше. Например, газета «Орловская правда» писала в 2004 году: «Нынешняя рожь — „проблемная":

---

[3] Schwarting, A. E. Hiner, L. D.; A study of domestic ergot of Wheat and Rye. // Journal of the American Pharmaceutical Association, Scientific Edition. 1945. Vol. 34 No. 1, pp. 11-16.

по всей России хлеборобов одолела одна беда: в связи с избытком влаги летом рожь поражена спорыньей. Не обошла общая напасть и Орловщину»[4]. В том же 2004 году спорынья одновременно появилась в Новой Зеландии, где от нее гибли коровы, эрготизм у коров (виной были эндофиты овсяницы с эргоалкалоидами) начался в Южной Африке, а в Китае в провинцию Гуандун вернулась болезнь «коро» — стали массово «пропадать» пенисы у детей. В России спорынья в результате ударила все же не по Орловщине, а проявилась «таинственной» эпидемией у девочек в Чечне с припадками, напоминающие эпилептические, удушьем, обмороками и приступами беспричинного страха. Официально причины этой эпидемии объявлялись то «конверсионным судорожным синдромом», то «псевдоастматическим психогенным синдромом» (эвфемизмы средневековой истерии), хотя версия отравления спорыньей аргументированно озвучивалась некоторыми токсикологами. К 2006 году цикл практически закончился.

Почти во всех статьях и работах, касающихся эпидемий эрготизма, традиционно упоминается «последняя» эпидемия в Пон-Сент-Эспри. Конечно, это была вовсе не последняя эпидемия, просто она оказалась самой известной и впечатляющей своей галлюциногенной составляющей, и к тому же она случилась в Европе, а не в каком-то удаленном уголке мира. Более поздние эпидемии в Индии и Африке, хотя и были более серьезными, внимание прессы не привлекали: гангрена — это не интересно, то ли дело видения диких зверей, жутких чудовищ, огромных голов, готовых разорвать людей на куски, преследование жителей таинственными врагами, от которых горожане прятались под кроватью,

---

[4] Орел — город хлебный. // Орловская правда, 28 сентября 2004 г. С. 2.

а вокруг их рук извивались змеи и языки пламени... И таких «медийных» эпидемий эрготизма, действительно, более не было. Точнее, их не было в медийном пространстве, в жизни подобные эпидемии встречались и встречаются сегодня. Однако их никогда не связывали со спорыньей даже журналисты, вспышки «загадочных заболеваний» и «странных психозов» оставались официально неопознанными или списывались на наркотическое отравление «солями для ванн» и «спайсами», на «черных мух» или «угарный газ». О «дьяволе» снова забыли. Так было до последнего времени. Пока не начался следующий цикл.

Несколько лет назад произошедшее в Пон-Сент-Эспри повторилось в Судане. И на этот раз вина спорыньи была доказана. Суданское общество нейробиологии (SSNS) наличие грибка в пшенице подтвердило. Данный случай, тем не менее, также остался практически незамеченным не только в научной литературе, но даже и западными таблоидами.

В конце января 2010 года в суданской провинции Кордофан разразилась эпидемия истерического хохота. Вслед за приступом беспричинного смеха заболевшие падали в обморок. Англоязычные газеты эпидемию проигнорировали, российские перепечатали информацию об «эпидемии смеха» с бразильских таблоидов, нередко с заголовками вроде: «Африка в хохоте», «Пшеница — просто обхохочешься». Но местным суданским жителям в этот момент было вовсе не весело, они пребывали в состоянии ужаса.

Больше газеты к этой теме не возвращались, но интересующиеся могли зайти на суданские форумы и проследить за ходом паники в феврале вживую. Тревожные сомнения и подозрения в действии нечистой силы охватили к тому времени и некоторых читателей форумов, в несчастье они обвиняли джинов и влияние комет. Метафизические объяснения чередовались с сообщениями тех, у кого были родственники в регионе. С родственниками периодически связывались по телефону, поэтому общую картину эпидемии можно было составить. Заболевание распространилось на несколько деревень Северного Кордофана и продолжило расширяться уже на территории соседнего округа в районе города Умм-Марахик. Странная болезнь вызвала состояние паники и страха среди населения. Заболевшие вели себя как сумасшедшие, истерически хохотали, находились в состоянии бреда и галлюцинаций. Одни впадали в кому, другие пытались куда-то бежать с дикими криками. Неизвестная болезнь охватывала жителей без заметного ограничения по полу или определенному возрасту. Было замечено, что в ряде деревень появляются стаи диких собак, доводя население до еще большего страха и ужаса (действительно ли деревни наводнили стаи собак, или это были лишь слухи или галлюцинации, осталось невыясненным). Некоторые жители пытались убежать из деревни, крича что-то об огненных джинах. У других начались корчи, судороги, тошнота. На третьих накатывала сонливость. Летальных исходов во время этой эпидемии отмечено не было. Параллельно было замечено, что Судан в это же время охватила странная золотая лихорадка, тоже напоминающая психическую эпидемию. Волна поисков золота прокатилась по многим районам страны.

Патологический смех, плач и странное поведение жителей довольно быстро привлекло внимание властей. Минздрав страны направил в пораженный регион двух человек для взятия образцов питьевой воды и крови больных, эти образцы были направлены в Хартум. Позже в Умм-Марахик была послана бригада медиков.

Вскоре министр здравоохранения Северного Кордофана заявил, что министерством разработаны необходимые процедуры лечения пациентов от истерии (на тот момент в больницах находилось 104 человека), и пояснил, что результаты лабораторных исследований продовольствия показали отравление грибными токсинами, которые привели население к психозу. Позже появилась информация, что пшеница, поставленная из Дарфура, была заражена спорыньей. Так оно и оказалось.

Команда медиков провела детальное исследование клинических проявлений и возможных причин, лежащих в основе заболевания. Официально было зарегистрировано 122 отравившихся. Дети составляли 52% больных, но пострадали они более серьезно, чем взрослые. Основными симптомами являлись визуальные галлюцинации, неконтролируемый смех, делирий, судороги и «скручивание» (для наглядности можно посмотреть известную картину Брейгеля с закрученной у женщины шеей во время средневековых плясок Витта). Сосудистые проявления обнаружены не были. Мужчины были подвержены отравлению более, чем женщины (60%).

Позже статья профессора Ошейха Сеиди «Эпидемия судорог и психоза в суданской деревне» была напечатана в Журнале неврологических наук. Причина эпидемии была подтверждена, в пшенице обнаружено «изобилие спорыньи», а «дальнейшие тесты показали, что грибок продуцировал очень высокий уровень ЛСД-подобных алкалоидов»[5].

Это была не первая «эпидемия смеха» в истории. Строго говоря, множество психических эпидемий

---

[5] Seidi, O. An epidemic of seizures and psychosis in a sudanese village — A challenging experience. // Journal of the Neurological Sciences. 10/2013. Vol. 333, Supp. 1. p. e17.

сопровождалось истерическим смехом (та же «практика смеха» во время так называемого Великого кентуккийского религиозного Возрождения, связь которого с отравлением спорыньей была предположена только в 1984 году[6]), но на передний план обычно выходили другие симптомы. «Чистых» (условно, поскольку другая симптоматика всегда также присутствовала) эпидемий истерического смеха известно по крайней мере еще две. Это так называемый «пополох» в Новгороде в 1571 году (по Соловьеву, впрочем, людьми тогда более овладел ужас, чем истерический смех) и знаменитая танганьикская эпидемия смеха 1962 года. Во втором случае год был примечателен массовыми психозами во многих странах и известен также началом странной эпидемии эпилепсии в той же Танганьике («кивательная болезнь» или «болезнь зомби», вновь возникшая там же в 2010 году на фоне новой эпидемии смеха в Судане), знаменитым Карибским кризисом, чуть не поставившим мир на грань ядерной катастрофы, Новочеркасским расстрелом рабочих в СССР, боевыми действиями в Египте и Йемене, нашествием саранчи в Марокко, Иране, Афганистане и Туркмении, поисками невидимых ползающих насекомых рабочими фабрики на юге США, эпидемией поиска «пропавших членов» (болезнь «коро») в Китае и т. д.

Вероятно, рано или поздно человечеству придется признать, что разнообразные эпидемии, в том числе и психические, нередко связаны между собой и могут идти на Земле циклично в определенные периоды и параллельно во многих странах, являясь отражением какого-то общего внешнего процесса. И спорынья

---

[6] Massey, J. M. Massey, E. W. Ergot, the "Jerks," and Revivals. Clinical Neuropharmacology. 1984. Vol. 7. Iss. 1. pp. 99-105.

здесь (как и эндофитные грибы с алкалоидами спорыньи) — лишь одно из передаточных звеньев. Возможно, что и сегодня такие глобальные процессы усиливают, а иногда и провоцируют финансовые кризисы, банковскую панику, народные волнения, вспышки насилия, движения сепаратистов, революции, свержения правительств, гражданские и внешние войны. Мы этого фонового влияния не осознаем и лишь изредка обращаем внимание на явно заметные проявления психозов в некоторых странах, не понимая, что это только вершина айсберга. Тем не менее иногда можно проследить связь исторических событий с известными эпидемиями. Можно также обнаружить ряд эпидемий в прошлом, о которых мы не подозревали или забыли, пытаясь объяснить связанные с ними события социальными, экономическими, политическим и другими привычными для восприятия факторами.

В этой книге заведомо будет много спекуляций, но по-другому и невозможно — нет разработанного понятийного аппарата для некоторых происходящих процессов, не существует специфической научной дисциплины, нет осознания необходимости междисциплинарных исследований. Отдельный исследователь не может владеть всем комплексом затронутых проблем на достаточном уровне, поэтому по некоторым аспектам здесь иногда будут лишь штрихи и намеки. Вероятно, со временем что-то из нижеизложенного не подтвердится, а другие спорные моменты, наоборот, уже будут восприниматься как нечто общеизвестное и тривиальное.

Глава 1

Зерна ягеля

Энтузиасты осваивают задачу выращивания овощей и даже посевы зерновых в Заполярье, в Хибиногорске, в Мурманске, в тех местах, где раньше произрастал один ягель — дикий олений мох.

Красная летопись, № 1 (1936)

Одним из таких энтузиастов была, по мнению российских фольклористов, Баба-яга. В сказке «Василиса Прекрасная» от Афанасьева, которую многие читали в детстве, есть один странный момент. По сюжету Баба-яга дает Василисе разные невыполнимые задания:
Стала баба-яга спать ложиться и говорит:
— Когда завтра я уеду, ты смотри — двор вычисти, избу вымети, обед состряпай, белье приготовь да пойди в закром, возьми четверть пшеницы и очисть ее от чернушки. Да чтоб все было сделано, а не то — съем тебя!
Внизу страницы присутствует примечание, поясняющее нам, от какой именно «чернушки» Баба-яга хотела очистить пшеницу: «Чернуха — ягель, род полевого

дикого гороха»[1]. Ни у кого не возникает вопросов об этом ягеле-горохе, примечание дословно перепечатывается практически во всех изданиях. Можно, конечно, предположить, что тексты современных коммерческих изданий никто не проверяет, но есть ли отличия, если книга старая и была подготовлена профильными специалистами? Возьмем университетское издание «Русские народные сказки» 1957 года под редакцией профессора В. И. Чичерова. Составитель сборника Э. В. Померанцева, советский фольклорист и этнограф, доктор исторических наук, на второй странице книги указано, что она же «автор предисловия и примечаний». Что нам говорит примечание к «чернушке»? Все как обычно — ягель на месте[2]. За всю историю переизданий сказок Афанасьева только один фольклорист В. М. Сидельников осмелился отойти от канона. Составляя в 1954 году хрестоматию устного поэтического творчества русского народа он, вероятно, наглядно представил перед собой визуальный ряд: ягель, тундра, олени, Санта-Клаус, Баба-яга... — и сноску о ягеле вычеркнул. Но горох все равно оставил[3]. Может, это примечание Афанасьева остальные составители просто не замечают? Дают задание «перепечатать дословно с такого-то издания» и не обращают внимания на забавную сноску? Нет, обращают. Редакторы проверяют, корректоры вычитывают, филологи вдумчиво пересказывают сюжет:

Потом Баба-яга наказала ей вычистить двор, подмести избу, состряпать обед, приготовить белье

---

[1] Афанасьев, А. Н. Народные русские сказки. Том 1. Академия, 1936. С. 179

[2] Русские народные сказки. / Сост Э. В. Померанцева. Под общ. ред. В. И. Чичерова. Изд. Моск. ун-та, 1957. С. 150.

[3] Устное поэтическое творчество русского народа: хрестоматия. / С. И. Василенок, В. М Сидельников. М., 1954. С. 39.

да очистить четверть пшеницы от *«чернушки» (ягеля)*. Когда на следующий день все это было исполнено, Баба-яга дает Василисе новое, еще более сложное задание: «Завтра сделай ты то же, что и нынче, да сверх того возьми из закрома мак да очисти его от земли, по зернышку, вишь, кто-то по злобе земли в него намешал!»[4].

Заметим, что по тексту сказки несколькими абзацами ниже есть два момента, над которыми процитированному доктору филологических наук Новикову можно было задуматься. Первый — когда куколка помогает Василисе: «куколка выбирала из пшеницы последние *зерна* чернушки». То есть мы должны говорить не просто о ягеле, а именно о «зернах ягеля» (напомню, что ягель — собирательное название группы лишайников, представляющих собой симбиотические ассоциации грибов и водорослей). Второй — упомянутая самим Новиковым очистка мака от земли. Как, собственно, мак с землей мог перемешаться? Странно это выглядит, поэтому Бабе-яге приходится пояснить данный казус: «вишь, кто-то по злобе земли в него намешал». Логика повествования сохраняется. А про чернушку пояснений в тексте никаких нет. Значит, рассказчик и слушатели сказки в таком разъяснении не нуждаются, «чернушка» в пшенице — дело в то время обыденное, а очистка пшеницы от «зерен чернушки» — процесс крестьянам хорошо известный и понятный.

Так это и было. И назывались эти черные вкрапления в то время именно «зернами». В реальности, правда, сами крестьяне эти черные зерна выбирать не любили, наоборот, запекали в хлеб специально. В XIX веке автор

---

[4] Новиков, Н. В. Сатира в русской волшебной сказке. / Русский фольклор. Том 2. Институт русской литературы, М-Л.: Наука, 1957. С. 49.

популярного тогда «Зеркала тайных наук» поражался невежеству крестьян (заметим, не спонтанных, а осознанных наркоманов, потребляющих «чернушку» по своей доброй воле), тяжело заболевавших, но считающих свою болезнь порчей от ведьм:

> Во многихъ губерніяхъ нашей Россіи я слыхалъ повѣрье, что у кого родится спорынья въ хлѣбѣ, тому будетъ спорынья въ домѣ, и потому спорынью эту запекаютъ въ хлѣбѣ и нарочно ищутъ ее на нивахъ, тогда какъ эта спорынья и есть рожки. Мы бы этому не повѣрили, если бы не были сами тому свидѣтелями. Почему съ содроганіемъ сердца пишемъ эти строки, чувствуя какъ много вредитъ суевѣріе здоровью, и какъ много сводитъ въ могилу. Сколько разъ мы видѣли сведеніе рукъ у бѣдныхъ женщинъ, которыя бываютъ принуждены зубами вынимать изъ люльки младенца. А между тѣмъ сваливаютъ свое несчастіе на подозрительнаго въ ихъ мнѣніи человѣка, когда сами стали своею жертвою [5].

Описание выше хорошо иллюстрирует столь непонятные сегодня читателю слова известного этнографа и знатока русского народного быта Михаила Забылина о том, что крестьяне запекают в хлеб *зерна спорыньи для спорыньи* (см. также Комостро, 1876, 119). Это сейчас выглядит настолько странно даже для редакторов, что в недавнем переиздании работы Забылина фраза оригинала о зернышках (рожках спорыньи): «эти зернышки крестьяне вообще для спорыньи, въ припекѣ запекаютъ въ хлѣбъ, между тѣмъ, какъ это самый

---

[5] Альбертино. Зеркало тайныхъ наукъ и отраженіе судьбы человѣка. 1903. С. 266.

сильный ядъ»[6] была, очевидно, принята за опечатку и «исправлена» на «эти зернышки спорыньи крестьяне запекают в хлеб, между тем как это самый сильный яд»[7]. Редакция «Института русской цивилизации» в последнем издании 2014 года нашла еще лучший способ разделаться с непонятным — от греха подальше вообще заменила всю спорынью (и которая «рожки», и которая «счастье») на многоточие: «эти зернышки крестьяне... в припеке запекают в хлеб»[8]. То есть совершенно забыта и не осознается (а филологами и фольклористами даже и не понята) сакральность спорыньи и идентичность ее в народной культуре с «удачей» и «счастьем». С тем наркотическим «счастьем», ради которого ее в хлеб специально и запекали. Не только в России, но и в Европе, что показала в своей монографии Ферьер в подглаве «Сельские наркотики»[9].

Очистка зерна от «чернухи» была при жизни Афанасьева более чем актуальна. В том же 1858 году, когда Афанасьев напечатал первое издание (второй том) собранных им сказок, Министерство Внутренних Дел выпустило сборник циркуляров, в котором полтора десятка страниц было посвящено разъяснению вреда рожков спорыньи и «необходимости отдѣлять оные отъ здороваго зерна, прежде, чѣмъ оно будетъ обращено въ

---

[6] Забылинъ, М. Русскій народъ, его обычаи, обряды, преданія, суевѣрія и поэзія. 1880. С. 434.

[7] Забылин, М. М. Русский народ. Праздники, обычаи и обряды на Руси. Директ-Медиа, 2007. С. 8.958.

[8] Забылин, М. Русский народ. Его обычаи, обряды, предания, суеверия и поэзия, в 4 ч. // Сост. и отв. редактор О. А. Платонов. М.: Институт русской цивилизации, 2014. С. 485.

[9] Ferrières, M. Sacred Cow, Mad Cow: A History of Food Fears. New York: Columbia University Press, 2005. pp. 141-145.

муку»[10]. МВД еще само недостаточно ясно понимало источник «злой корчи» — то ли от недозрелой ржи, то ли от спорыньи и куколя, поэтому еще в предыдущем выпуске циркуляров на всякий случай требовало «прекратить употребленіе хлѣба, приготовленнаго изъ недозрѣлой или с рожками и куколемъ смѣшанной ржи»[11]. Пшеница — ввиду ее меньшей поражаемости спорыньей на фоне массовых отравлений рожками на ржи — казалась тогда неактуальной, а куколь (агростемму, сорняк) в России традиционно путали с чем угодно (не крестьяне путали, а литераторы как понятие — даже в переводе широко известного текста Рауля Глабера присутствовал «проклятый куколь», хотя упомянутые монахом «плевелы» были, скорее, отсылкой к «Георгикам» Вергилия; этот «кукольный» перевод вошел в советские школьные хрестоматии по истории средних веков). При этом куколь почти все словари XIX века называли куколицей и поясняли чернухой и ягелем (иногда, помимо «чернухи», отождествляли еще и с головней)[12]. Но от какой бы «чернухи» ни рекомендовало министерство очищать зерно, де-факто это было направлено против эпидемий «злой корчи». Начальникам губерний МВД предписывало «озаботиться принятіемъ мѣръ, преподанныхъ въ означенныхъ выше циркулярахъ». Что, конечно, было непросто — разъясняющие опасность спорыньи статьи печатались еще с 1832 года (в 30-х эрготизм начал особо свирепствовать), распространялись обращения

---

[10] Сборникъ циркуляровъ и инструкцій Министерства Внутреннихъ дѣлъ. Томъ 7. СПб, 1858. С. 139.

[11] Сборникъ циркуляровъ и инструкцій Министерства Внутреннихъ дѣлъ. Томъ 6. СПб, 1857. С. 49.

[12] Общій церковно-славяно-россійскій словарь. Тип. Императорской Россійской академіи, 1834. пол. 1274.

к помещикам, и крестьяне о требованиях МВД отделять «черное зерно» уже прекрасно знали, но лишать себя счастья-спорыньи вовсе не стремились, а на попытки государства засадить ржаные поля картофелем отвечали картофельными бунтами. Опять же, ровно также происходило и в Европе, крестьяне о вреде спорыньи и слушать не хотели, что хорошо описано Ферьер в подглаве «Глухие к крикам об опасности»[13]. Ничего не изменилось и четверть века спустя:

Спорынья, какъ извѣстно, при употребленіи въ пищу производитъ трудно излечимыя корчи. Начальство не одинъ разъ старалось разъяснить крестьянамъ вредъ, рождаемый спорыньею, и дѣлало распоряженія объ очисткѣ хлѣба отъ спорыньи. Но всѣ эти разъясненія не привели къ желаемому результату, потому что крестьяне до сихъ поръ не вѣрятъ, что спорынья имѣетъ ядовитыя свойства и никогда не очищаютъ отъ нея хлѣбъ. Послѣднее по этому поводу распоряженіе (въ нынѣшнемъ году) Барнаульскаго исправника вызвало въ средѣ крестьянскаго населенія не мало треволненій. Крестьяне, протестуя противъ очистки хлѣба отъ спорыньи, не признаютъ ее вредною для здоровья и заявляютъ, что у нихъ и кромѣ этого много работы[14].

Все верно: не крестьянское это дело от чернушки зерно чистить, а как раз для Бабы-яги — только грешные ведьмы из хлеба «вынимают спорынью». И каются ведьмы в этом грехе в духовных стихах, приводимых тем же Афанасьевым: «Изъ чужихъ мы коровъ

---

[13] Ferrières, 2005, 138-141.

[14] Сперанскій, М (Сибирская хроника) / Томскіе Губернскія Вѣдомости № 44. Четвергъ, 4 ноября, 1882.

молоко выдаивали. Мы изъ хлѣба спорынью вынимывали. Не ходили ни къ обѣдни, ни къ завтрени»[15]. Но выдающийся собиратель фольклора Афанасьев этого не понял (уровень его как исследователя фольклора и мифологии был невысоким). Однако, заинтересовавшись непонятной ему «чернушкой», он решил уточнить, что под ней имелось в виду в записанных им народных рассказах. Задумался он поздно — иначе мог бы сразу расспросить рассказчиков, они-то знали — и ему пришлось выяснять это самостоятельно. Выяснив, Афанасьев дал примечание о ягеле и горохе, которое в неизменном виде присутствовало и присутствует сейчас в переизданиях его сказок, никого не настораживая. И только если мы проследим историю перепечаток сказок Афанасьева до первого издания 1858 года, то увидим там то же самое примечание, однако в этом случае со ссылкой на источник: «Чернуха — ягель, родъ полеваго дикаго гороха (Словарь Академ. Росс. ч. VII. стр. 705)»[16]. То есть Афанасьев просто заглянул в словарь и доверчиво переписал оттуда пояснение по принципу «что-то сельскохозяйственное и черное». А упомянутый словарь (у Афанасьева том перепутан — это том VI, седьмого в этом словаре не было и во втором издании) отсылает нас к Библии, к стихам Исайи (28:25), где упоминается чернуха[17] но к «чернушке» в пшенице она никаким боком не относится. Библейская чернуха — это зира, римский тмин (иногда считают, что подразумевалась калинджи, черный тмин). Евреи платили

---

[15] Аѳанасьевъ, А. Поэтическія воззрѣнія славянъ на природу. Томъ 3. М., 1869. С. 501.

[16] Аѳанасьевъ, А. Н. Народныя русскія сказки. Томъ 2. 1858. С. 131. (также во втором издании 1860 г. С. 136.)

[17] Словарь Академіи Россійской. Часть VI и послѣдняя. Спб, 1794. С. 705.

десятину с этого «тмина» (Мф. 23:23). Так что чернуху в виде ягеля и гороха нам изначально представили составители первого толкового словаря русского языка. Каким образом пришла эта мысль кому-то из 47 членов Академии, участвовавших в издании словаря, даже гадать не будем. Видимо, не зря издержки этого словаря, особенно в плане замысловатой ботанической терминологии, подверглись критике на страницах «Толкового словаря» В. Даля. А уже затем пресловутый ягель в виде чернухи попал практически во все словари XIX века.

Дело не в этом безобидном казусе — книг без ошибок и опечаток не бывает — характерен сам психологический феномен некритичного доверия к когда-то напечатанному и как бы ставшему общепризнанным. Стоит такому «объяснению» однажды появиться, и оно будет повторяться веками, не вызывая никаких вопросов, но иногда мешая заметить или «пряча» существенные факты. Можно сталкиваться с подобными «зернами ягеля» постоянно даже в относительно узком контексте изучения истории спорыньи. Достаточно вспомнить «князя ботаники», основоположника современной биологической систематики Карла Линнея, который ошибочно объяснил эрготизм отравлением дикой редькой (Raphanus raphanistrum), после чего болезнь называлась рафанией еще почти два столетия. Таким же образом «зерна ягеля» проросли на полыни во времена Петра I.

Глава 2

Мертвая трава

По словам казахов, лошадь погибла от «мертвой травы», которая кое-где растет в урочищах Каратау. Показать эту траву никто не мог... Со временем выяснилось, что такое растение действительно есть — называют его полынью таврической, она мало чем отличается от обычной горькой полыни, но очень ядовита. В истории известны случаи тяжелого отравления животных, особенно лошадей, главным образом в прикаспийских низинах. Так, во время похода в Персию Петр I потерял за одну ночь возле Кизляра более 500 лошадей в результате отравления полынью таврической.

А. Костенко, Е. Умирбаев. Оживут степи (1984)

В литературе имеются указания, что таврическая полынь якобы ядовита. Однако практикой крымского животноводства это не подтверждено.

Е. П. Маслов. Крым (1954)

Персидский поход Петра I историки оценивают по-разному. Для одних результаты его представляются слишком скромными, даже и те завоеванные прикаспийские «провинціи, бывшія въ тягость Россіи»[1], пришлось позже вернуть Персии, так что единственным результатом оказались лишь внушительные потери солдат как во время похода, так и позже в гарнизонах. Другим приходится доказывать, что этой военной кампанией все же удалось предотвратить вероятную османскую экспансию на Кавказе. В СССР (возможно, из-за улучшения отношений с Ираном или по каким-то еще идеологическим соображениям) даже само название «Персидский» стало смущать советское руководство, и поход попытались (практически безуспешно) переименовать в «Каспийский». Обоснование было предоставлено историком Пайчадзе: «изучив цели и предпосылки этого похода, мы сочли целесообразным заменить принятое название «Персидский поход» как ошибочное и создающее у некоторых ложное представление об этом походе как о войне России с Ираном»[2]. С такой трактовкой сам Петр I с удовольствием бы согласился — действительно, еще в «Манифесте к народам Кавказа и Персии» император изначально заявил, что с Персией воевать не намерен, желает только защитить русских купцов, которых там обидели, и Россия лишь принуждена «против предреченных бунтовщиков и всезлобных разбойников войско привести».

Под этим удобным предлогом возмещения ущерба, Петр в июле 1722 года начал персидский поход. Однако до Шемахи, где пострадали русские купцы, императору дойти было не суждено — внезапно начался

---

[1] Персидско-Русскія Войны // Военный энциклопедическій лексиконъ. Т. 10. 1846. С. 378.

[2] Пайчадзе, Г. Г. Русско-грузинские политические отношения в первой половине XVIII века, 1970. С. 39.

падеж лошадей, а затем войска охватило «поветрие» — эпидемия, которую тогда объясняли «нездоровым климатом Прикаспия».

Первые лошади начали гибнуть уже в начале августа. Причину сего конфуза определил врач Джон Белл, участник похода. На фураж врач не смотрел, а искал яд на местности. И быстро нашел, что характерно. Об этой найденной причине падежа лошадей — «сыскал я римскую полынь» — Джон Белл позже поведал в своей книге (была переведена на русский в 1776 году):

> На другой день рано вступили мы паки в путь и подавалися к горам, идучи по долине, и прибыли под вечер ко другой дурной речке, подле коея находился небольшой дубовый лес и множество травы, между коею сыскал я римскую полынь, которую лошади наши ели с великою жадностью. А поутру по полю и в лесу сыскано их около пятисот мертвых; что не за малое несчастие могло быть почтено в тогдашних наших обстоятельствах. Мы приписали сей случай полыни, коея оне наелись; да и легко могло статься, что была она тому причиною; чего ради остерегалися мы потом становиться в таких местах, где оная росла. Впрочем сии лошади не со всем у нас пропали, ибо наши калмыки питалися ими через несколько дней [3].

Неизвестно, произошел ли после этого падеж калмыков, но участники похода сразу обеспокоились и снялись с лагеря, испугавшись «плохой воды и травы» [4] (в русском

---

[3] Antermony, B. Voyages depuis St.-Pétersbourg en Russie, dans diverses contrées de l'Asie. Paris, 1766. 3 т, цит. по Дейнега, А. В дыму столетий. // Дагестанская правда. 2008, № 173-174.

[4] Bell, J. Travels from St. Petersburg in Russia, to diverse parts of Asia V. 2. 1763. p. 342.

переводе Белла эта фраза отсутствует, но ее надо отметить: именно «худые травы» упомянет позже Петр, поясняя гибель лошадей). А полынь с тех пор считается смертельным ядом для лошадей, что в описаниях этого растения регулярно отмечается — иногда со ссылкой на Белла и тот случай с лошадьми, иногда просто как несомненный общеизвестный факт. Такая вот трехсотлетняя рекурсия: Белл был прав, что полынь ядовита, а она точно ядовита, потому что так написал Белл. Тем же, почему вскоре стали гибнуть солдаты (они-то уж полынь явно не ели), никто до сих пор не интересуется.

Однако с полынью все оказалось не так просто. Некоторые виды полыни действительно ядовиты, лошади могут и отравиться, странно себя вести, но выздоравливают. А к горькой полыни, из которой приготовляют абсент, лошади относятся, если верить культурологу Филу Бейкеру, как коты к валерьянке: «Путешествуя по отдаленному гористому региону Афганистана, Эрик Ньюби отметил, что его лошади часто останавливались, чтобы поесть полыни, „artemisia absinthium, к корню которой они имели зловещую тягу". От этого они становились „чрезвычайно резвыми"»[5]. Что касается таврической полыни (на Волге «сысканная» Беллом римская полынь не растет, но растет таврическая), то вопрос тоже не однозначен. Например, массовый падеж лошадей в СССР в 1933–1934 гг. сначала привычно приписали полыни — это казалось логичным, лошади ели сено именно таврической полыни, а ее ядовитость Белл ведь давно доказал. Но в процессе расследования выяснилось, что сведения о полыни «крайне скудны и разноречивы», а «вопрос о ядовитости ее еще нельзя считать решенным, так как сено, от поедания которого

---

[5] Бейкер, Ф. Абсент. НЛО. 2008.

был падеж лошадей, по обследованию Института кормов, имело затхлый запах, и в нем были обнаружены плесневые и другие грибы»[6].

С тех пор в СССР пошли споры, продолжающиеся десятилетиями: ядовита таврическая полынь или нет. Апологетом «смертельно ядовитой полыни» выступал профессор Гусынин, который постоянно писал о «большом количестве случаев массовых отравлений» и ссылался при этом на Белла[7], а представители Географического Общества СССР полынь и Гусынина упоминали только со словом «якобы»: «Гусынин считает... у лошадей она якобы вызывает смертельные отравления...». Троицкий утверждал: «Несмотря на то, что в Крыму таврическая полынь весьма обильна, нам никогда не приходилось слышать про случаи отравления ею овец или лошадей». Также им было проведено пробное кормление лошадей таврической полынью, и оно «не вызвало отравления»[8]. В нашем контексте рекурсий вершина жанра была достигнута Московским обществом испытателей природы: «Полынь, йовшан (аз), ошиндр (ар), авшани (г) (Artemisia taurica), растущая на Северном Кавказе, иногда в сене служила причиной отравления лошадей; вопрос о ее ядовитости окончательно не разрешен»[9]. То есть по-прежнему доподлинно не известно, ядовита ли полынь для лошадей, за триста лет доказать это так и не удалось, но лошади ей травились точно (отсылка к Беллу).

---

[6] Ларин, И. В. Кормовые растения естественных сенокосов и пастбищ СССР. 1937. С. 804.

[7] Гусынин, И. А. Токсикология ядовитых растений. 1947. С. 66.

[8] Троицкий, Н А. // Известия Географического Общества СССР. Крымский Отдел, вып. 1. Симферополь, 1951. С. 25.

[9] Гроссгейм, А. А. Растительные богатства Кавказа. / Материалы к познанию фауны и флоры СССР. Наука, 1952. В. 7. С. 152.

Что касается гипотезы самого Белла (точнее, коллективной гипотезы участников похода), то стоит отметить такой момент: Белл принял таврическую (крымскую) полынь за римскую (понтийскую), из которой позже как раз и будут перегонять (или настаивать) абсент (наравне с горькой полынью). А сейчас ее эссенцию добавляют в кампари и вермут (собственно, вермут с немецкого — буквально и есть полынь). И римскую полынь никто ядовитой не считал. Почему участникам похода именно эта трава вообще пришла в голову? Почему, например, не желуди? Выглядело бы даже логичней: околевших лошадей нашли в дубовом лесу, а желуди для лошадей осенью ядовиты в больших количествах.

Однако умозрительная гипотеза Белла о смертельной ядовитости полыни, на которой, как мы видели, он сам и не настаивал, а высказал всего лишь предположение — «да и легко могло статься, что была она тому причиною» — так прижилась в массовом сознании, что во время массовой эпидемии эрготизма в 1926 г. советская крестьянская газета «Беднота» даже путала спорынью с полынью, приписывая отравление последней:

> Въ Сарапульскомъ округе на Уралѣ наблюдается массовое отравленіе населенія полыньей отъ употребленія зараженнаго хлѣба. Отравление сопровождается пораженіемъ мозга и нервной системы. У крестьянъ болѣзнь эта называется «злая корча»[10].

Но оставим злосчастную полынь: если даже когда-нибудь выяснится, что она при каких-то условиях может быть токсичной (например, поражаться эндофитами), то к массовой смертности лошадей в походе Петра она все равно отношения не имеет. Несмотря на то,

---

[10] цит. по Возрожденіе № 561 (Среда), 16 декабря 1926

что войско более не становилось в тех местах, где росла полынь, лошади продолжали погибать в еще больших количествах. Брикнер упоминает, что из письма Петра к сенату от 16 октября 1722 (Петр пишет задним числом, уже из Астрахани, поход ему пришлось свернуть еще 29 сентября) виден большой падеж лошадей: «лошади падали массами, в одну ночь не менее 1700»[11], но никак это не комментирует. Что сам Петр думал о причине такой гибели лошадей? Как и остальные, винил «травы» (правда, конкретно полынь не называл). Петр писал Сенату 30 августа, что кавалерия «несказанной трудъ въ своемъ маршѣ имѣла отъ безводицы и худыхъ *травъ*»[12]. Позже знаменитый русский историк Соловьев ошибется при цитировании письма и перепишет «отъ безводицы и худыхъ *переправъ*»[13], чем окончательно все запутает. Этот казус тоже полторы сотни лет никто не замечает, историки в своих работах и диссертациях по сей день цитируют это письмо Петра то по одному источнику, то по другому, на разночтение никакого внимания не обращая. Так что же это были за «худые травы» и сколько всего лошадей погибло?

Французский посланник Жан де Кампредон сначала упоминал о потерях: «15000 лошадей, более 4000 человек регулярного войска, не считая гораздо большего числа казаков, и миллиона рублей»[14]. Затем выяснилось, что результаты похода оказались еще более

---

[11] Брикнер, А. Г. История Петра Великого: В 2 т. Т. 2. М., 1996. С. 183.

[12] цит. по: Бергманъ, В. Исторія Петра Великаго: Томъ пятый, изд. 2. 1841. С. 69.

[13] Соловьевъ, С. М. Исторія Россіи съ древнѣйшихъ временъ: Томъ 18. 1868. С. 43.

[14] цит. по: Покровский, М. Н. Русская история в самом сжатом очерке. Том 2. 1933. С. 258.

плачевными во всех аспектах: «Саксонскій посланникъ Лефортъ доносилъ, между прочимъ, своему правительству: „Мало-по-малу открываются плоды похода. Нѣсколько кораблей съ войсками и запасами погибли на морѣ во время бури, кавалерія потеряла почти всѣхъ своихъ лошадей и увѣряютъ, что бунтовщики ушли отъ русскихъ войскъ, стоявшихъ у дербентскихъ проходовъ."»[15] Кампредон также указывал в письме Людовику XV: «Кавалерия без лошадей, ибо они погибли все в последнюю кампанию»[16]. А в другом письме он же (согласно пересказу Соловьева) приводил конкретные цифры: «Россія находится въ дурномъ состояніи: денегъ нѣт, ожидаютъ голода, войско въ самомъ жалкомъ положеніи, третья доля его и 50000 лошадей пропали въ персидскомъ походѣ»[17]. Даже если это преувеличение (или Соловьев опять что-то напутал), то все равно очевидно, что причины для свертывания похода были серьезные.

На западе существует мнение, что целью похода в действительности была не Персия, а Константинополь. Предполагается, что Петр хотел заполучить порт на Черном море, но начавшаяся в войсках эпидемия этому помешала. Хотя антитурецкая направленность похода просматривается, намерение Петра захватить Константинополь вызывает сомнения (позже Миних такие желания озвучивал, но желание — не намерение) — в отличие от эпидемии, прервавшей поход. Но здесь уже разница в рассмотрении причин будет лежать скорее в другом, дисциплинарном плане.

---

[15] Волынскій, А. П. // Древняя и новая Россія, Г 3, Т. 1, 1877. С. 297.

[16] цит. по: Покровский, М. Н. Русская история в самом сжатом очерке. Том 2. 1933. С. 259.

[17] Соловьевъ, 1868, 115.

Российские историки традиционно озвучивают прямые причины окончания похода:

> Однако русская флотилия потерпела крушение, и армия лишилась провианта. Массовый падеж лошадей привел в расстройство конницу; среди солдат росло число больных. Эти обстоятельства заставили командование отказаться от продолжения похода [18].

Для историка это самодостаточное и полное объяснение (и несколько лукавое в части провианта: «однако жъ люди цѣлы и въ провиантѣ зѣло малой уронъ, понеже вытаскали на берегъ муку» [19]). А объяснять *причины причин* — уже за рамками дисциплины (при таком подходе не имеет значения: «травы», «переправы» или «гибельный прикаспийский воздух»; важен только факт: лошади погибли). И в этом западные историки отличаются мало (за редким исключением). Но исторические темы также могут затрагивать, например, химики, и тогда причины свертывания похода они увидят со своей стороны:

> В результате эрготизм, убивший, как полагают, двадцать тысяч солдат, нанес такой вред царской армии, что запланированная кампания против турок была прервана. Таким образом, стремление России к завоеванию южного порта на Черном море было остановлено алкалоидами спорыньи [20].

Эта цитата из книги «Пуговицы Наполеона» забавна тем, что если русскоязычный читатель попытается

---

[18] Курукин, И. В. Коседжик, Х. Поиск «Достойной сатисфакции». // Исторический Вестник. 2013 № 4 (151).

[19] Походный журналъ 1722 года. 1855. С. 13.

[20] Couteur, P. Le. Burreson, J. Napoleon's Buttons: How 17 Molecules Changed History. 2004. p. 240.

найти ее в русском переводе (Астрель, 2013)[21], то с удивлением обнаружит, что там ничего подобного нет, а персидский поход не упоминается вовсе (упоминание спорыньи в контексте Великого страха и фраза про страдания Наполеона в России от эрготизма были оставлены). О причинах такой странной цензуры можно только догадываться. Хотя нельзя исключить, что редакция могла действовать «из лучших побуждений» и решила благородно скрыть «ошибку»: ведь согласно российской версии истории всем известно, что поход был прерван из-за гибели провианта и лошадей, а падеж лошадей происходил от полыни, стало быть, приписывание какого-то непонятного эрготизма — явное заблуждение уважаемых авторов. А вот число в 20 тысяч солдат действительно выглядит подозрительно, поскольку слишком перекликается с такой же цифрой у Кампредона, отрывок из письма которого приведен у Баргера[22]. Но у Кампредона эта цифра отражает число жертв эпидемии к концу года в окрестностях Нижнего Новгорода (*plus de vingt mille personnes aux environs de Nijny*), включая уже вернувшихся из похода солдат и местных крестьян — то есть к потерям действующей армии не относится. Точные цифры общих потерь в войсках от эпидемии неизвестны (можно только экстраполировать отрывочные сведения невоенных потерь примерно в 8% по рапортам[23] на количество войск плюс казаков, калмыков, татар, но все равно получится меньше).

Голландский фитопатолог Ян Задокс, известный специалист по зерновым культурам, описывает случившееся со своей точки зрения:

---

[21] Лекутер П., Беррресон Д. Пуговицы Наполеона: Семнадцать молекул, которые изменили мир. М.: Астрель, Corpus, 2013.

[22] Barger, G. Ergot and Ergotism. 1931. p. 80.

[23] Курукин, И. В. Персидский поход Петра Великого. М.: 2010. С. 78.

В 1722 году царь Петр собрал большое войско под Астраханью, где Волга впадает в Каспийское море. План состоял в том, чтобы пройти вдоль Кавказа и атаковать Оттоманскую империю с тыла. 25-тысячное войско было готово к походу. Армию, людей и лошадей, надо было кормить. Рожь везли отовсюду, свежего урожая 1722 года. Затем случилось непредвиденное. Людей и лошадей охватила болезнь с ужасными судорогами. Вскоре наступала смерть, а у многих из тех, кому удавалось выжить, отваливались руки, ступни или даже конечности целиком. Болезнь была не заразна, но потери оказались настолько серьезными, что кампанию пришлось отменить... Спорынья победила армию. Османская империя была спасена. Если бы царь преуспел в этом походе, политическая карта Европы и Ближнего Востока сильно отличалась бы от ее нынешнего состояния [24].

И хотя это описание надо воспринимать как реконструкцию (симптомы болезни взяты, надо полагать, у того же Кампредона и перенесены на время похода), но примерно так все и могло выглядеть, исходя из зараженности урожая (разве что при хроническом заражении руки и ноги могли начать массово отваливаться у солдат уже по возвращении, а не во время похода). Что касается лошадей, то покупалось и местное сено, но вряд ли оно было сильно лучше (например, в сентябре в районе Старого Буйнака, «отколь привезли, купя, сѣно на полковыхъ лошадей» [25], как раз и случился массовый мор лошадей за ночь, упомяну-

---

[24] Zadoks, J. C. On the Political Economy of Plant Disease Epidemics. 2008. p. 169.

[25] Походный журналъ 1722 года. 1855. С. 81.

тый Петром; виной тут свой фураж или купленное сено — можно только гадать). А заражен урожай действительно был сильно. Спорынья не оставила в покое Петра после возвращения из похода — его ждала такая же эпидемия, свирепствовавшая в Москве и Нижегородской губернии. Солдаты, которым повезло вернуться из похода живыми, продолжали умирать дома — вместе с крестьянами, которые на войну не ходили — рожь была одна на всех. Император, имевший к этой эпидемии личные счеты, уполномочил другого врача, Готлиба Шобера (Gottlieb Schober), бывшего лейб-медика его любимой сестры княжны Натальи, изучить эту странную болезнь. Немецкий врач свою задачу выполнил — после исследования обвинил в эпидемии «загрязненную черными плевелами рожь» (пресловутые «зерна чернушки»; Вернадский по описанию Шобера принял их за головню[26], лучше разбирающийся в эпидемиях Хекер видит спорынью, mutterkorn[27]). Собственно, немецкое слово Mutter-Korn («мать ржи», спорынья) употребил сам Шобер (хотя пишет на латыни), описывая большие «черные семена, изогнутые и белые внутри»[28] (*nigra, incurvata, in meditullio quidem alba* — однозначно рожки спорыньи). Во всяком случае то, что суть проблемы в заражении ржи, врач определил четко, но в России работа Шобера напечатана не была никогда (и нигде не была напечатана — только извлечение на латыни в немецком журнале). Впрочем, ответ врачу могли бы подсказать и в Европе — конвульсивный эрготизм

---

[26] Вернадский, В. И. Труды по истории науки в России. Наука, 1988. С. 159

[27] Hecker, J. F. C. Geschichte der neueren Heilkunde. 1839. s. 330.

[28] Schobero, G. Epitome dissertationis medicae de Seminibus Loliaceis et secalis nigris corruptis… / Acta eruditorum. Lipsiae, 1723. p. 448

в 1722 году также поразил Швейцарию и Силезию, а на следующий год — Берлин[29]. И причину многие уже знали: еще годом раньше свиньи и те же лошади дохли в Силезии настолько массово, что обеспокоенный король Пруссии издал эдикт, запрещающий использование ржи, загрязненной спорыньей[30].

Эпидемия 1722 года оказалась смешанной, злые корчи и огонь св. Антония (гангрена) одновременно. По поводу охватившей Россию болезни Кампредон 29 января 1723 года писал кардиналу Дюбуа следующее (возьмем перевод XIX века Русского исторического общества, так будет нагляднее):

> Сначала приняли это за чуму, но посланные на мѣсто врачи, изслѣдовавъ въ точности болѣзнь, донесли, что она не заразная, а происходить отъ употребленія въ пищу плохого хлѣба. Рожь красноватая и похожа на зерно куколя. Думаютъ, что она попорчена ядовитыми туманами. По употребленіи ея въ пищу, люди чувствуютъ головокруженіе, потомъ страшныя судороги и кто не умираетъ на 9-й день, тотъ лишается рукъ и ногъ, которыя отпадаютъ, подобно тому, какъ это бываетъ здѣсь съ отмороженными членами. Ни одно изъ средствъ, обыкновенно употребляемыхъ при заразѣ, не оказалось дѣйствительнымъ противъ этой болѣзни. Ея избѣгли только пользовавшіеся хорошей пищей и неупотреблявшіе сказаннаго хлѣба. Докладъ врачей объ этомъ случаѣ чрезвычайно

---

[29] Mulheron, J. J. Kerr, T. F. Communications / The Peninsular Journal of Medicine. v. 10. 1874. p. 153

[30] Fleming, G. Animal Plagues: Their History, Nature, and Prevention, v. 1. London, 1871. p. 234

любопытенъ, и если мнѣ удастся достать копію съ него, я пришлю ее в. в. Итакъ, во-первыхъ, болезнь эта можетъ имѣть дурныя послѣдствія, ибо трудно достать столько хорошей ржи, чтобъ ее хватило на продовольствіе населенія и арміи — громадное количество попорченной приказано сжечь — во вторыхъ, случайности войны съ турками могутъ сразу, а, пожалуй, и безвозвратно ослабить и могущество, и славу Царя[31].

Заметим, что в России с французского привычно перевели *Il est rougeatre et ressemble assez a l'yvraye* (так в оригинале письма, l'ivraie в современном написании — плевел) как «красноватая и похожа на зерно куколя» — то литературное «окукливание» спорыньи, о котором я упоминал выше. Похоже, что в процессе пересказов и переводов исказилась также и информация относительно цвета. По-русски все хлеб — и тот, что на поле колосится, и тот, что в печи. Не рожь должна быть красноватой (и не зерно ржи, как во французском оригинале), а выпеченный из нее хлеб. Тот самый кроваво-красный хлеб, который прошел визитной карточкой спорыньи и «антонова огня» через всю историю эпидемий — от христианской евхаристии в представлении Пасхазия, крестовых походов и до процессов сейлемских ведьм. И даже до крестьянских видений хлеба и крови в 1937 году в СССР, как мы увидим далее.

Сам Петр два года спустя тоже умер от антонова огня. Здесь спорынья уже ни при чем — в России, в отличие от Европы, «антоновым огнем» называли любую гангрену.

Однако 1722 год — не единственный, когда Петру I пришлось столкнуться со спорыньей. Эпидемия была

---

[31] Сборникъ Императорскаго русскаго ист. общества. Т. 49. 1885. С. 296

зафиксирована в 1710 году в Прибалтике, но тогда она (совместно с чумой) царю скорее помогла, противник был сильно ослаблен «моровой язвой». Это была первая эпидемия эрготизма в России, попавшая (как и эпидемия 1722 г.) в словарь Брокгауза (на рубеже XX века более ранние эпидемии отравления спорыньей, вроде описанной в Троицкой летописи, еще не вошли в научный оборот и не были известны составителям словаря). В ходе военной кампании 1710 года русской армии удалось относительно малой кровью взять семь прибалтийских крепостей (Выборг, Эльбинг, Ригу, Дюнамюнде, Пернов, Кексгольм, Ревель). Россия полностью заняла Эстляндию и Лифляндию. Но также в это время описывается и другая моровая язва, которую считают чумой. Впрочем, то, что традиционно считается чумой, всегда ли было ей на самом деле? «Съ 14 мая въ осадномъ корпусѣ началось сильное моровое повѣтріе, занесенное изъ Пруссіи. У заболѣвшихъ распухали ноги, появлялись язвы на тѣлѣ и почти всѣ заболѣванія кончались смертью»[32]. Не совсем характерное описание чумы при осаде Риги? Зато мы знаем, что спорыньи в Европе было в то время в достатке, во Франции в Солони в 1710 году «четверть ржи была рогатой»[33]. Эрготизм в 1710 году, кроме Франции и Прибалтики, также бушевал в Италии и Швейцарии. Похоже, что чума и спорынья в очередной раз действовали синергично.

По поводу этих военных кампаний Петра возникает несколько вопросов, которые «приличным» историкам не пристало обсуждать даже в кулуарах. Например, как

---

[32] Болдыревъ, В. Г. Осада и Взятіе Риги русскими войсками в 1709–1710 гг. 1910. С. 82

[33] Orfila, M. J. B. Directions for the treatment of persons who have taken Poison. 1820. p. 105

так вышло, что Петр в своих походах два раза попал на эпидемии эрготизма? Болезнь ведь далеко не каждый год появлялась, следующая эпидемия официально будет описана в России только в 1785 году (понятно, что в реальности эпидемии происходили значительно чаще, просто не фиксировались, но тем не менее). Не может ли так оказаться, что связь здесь обратная — сами эти эпидемии и спровоцировали конкретные военные кампании? Поскольку Петр воевал постоянно, это покажется явной натяжкой, но речь не о том, что Петр съел каравай хлеба и вдруг захотел пойти в новый поход, а о создании предпосылок. Почему в Персии создалась провоцирующая вторжение ситуация? Почему в России параллельно с персидским походом шел тарский бунт с самосожжениями, подавляемый карателями посмертным четвертованием, сажанием на кол заживо и подвешиванием за ребра? Также здесь можно вспомнить и Наполеона, чей поход на Россию происходил на фоне четырехлетней волны эпидемий эрготизма.

Другой вопрос — как так получается, что эпидемии эрготизма идут в разных местностях и даже в разных странах одновременно? Какой внешний фактор может на это влиять? Климатический? А что влияет на сам климат? И здесь возникает еще один, совсем уже странный вопрос: почему в это же время (в обоих упомянутых 1710 и 1722 гг.) происходят нашествия саранчи? «Несчастенъ былъ для Малороссіи 1710 годъ: моровая язва не только свирѣпствовала въ Кіевѣ, но въ Черниговѣ и другихъ городахъ. Въ то же время не малое нанесла разореніе сему краю саранча, истребившая весь яровый хлѣбъ и даже траву»[34].

---

[34] Бантышъ-Каменскій, Д. Н. Исторія Малой Россіи. ч. 3. изд. 3. М., 1841. С. 125-126

Во втором случае во Франции и Украине саранча была в 1720 году, потом саранча появилась в Италии и опять во Франции в 1721 году. В это же время, пока в одних частях Европы бушевал эрготизм, с 1720 по 1722 год мор, считающийся чумой, унес жизни половины населения Марселя. Было нашествие саранчи непосредственно и в 1722 году, но совсем уже далеко, даже не в Европе. Этот год известен как «Год саранчи» в Америке (следующий раз она там появится только четверть века спустя). Традиционно считается, что та саранча была ядовитой — индейцы, вынужденные из-за нехватки пищи, уничтоженной саранчой, есть саму саранчу, покрывались язвами и умирали[35] (впрочем, кто поручится, что дело было именно в поедании саранчи, и такая общепринятая трактовка событий обязательно верна, а не представляет собой очередные «зерна ягеля» или «смертоносную полынь»?)

---

[35] Niemann, G. The Forgotten Peninsula: A Naturalist in Baja California. University of Arizona Press, 1986. p. 116

Глава 3

Междисциплинарные пляски

> *Писатель XVII века упоминает монаха-капуцина из Таранто. Он тоже стал жертвой паука. Его танец привлек такое внимание, что сам кардинал Каэтано пришел посмотреть на него. Как только монах увидел красную сутану посетителя, тотчас, странно жестикулируя, прыгнул к нему и обнял бы, если бы тот не отстранился. Он отказался танцевать и обращать внимание на музыку, которая до того момента приводила его в восторг, но страшно опечалился, и дело кончилось обмороком. Кардинал оставил монаху свою красную сутану и ушел, а монах немедленно вскочил на ноги и пустился в буйный пляс, прижимая к себе сутану.*
>
> Генри Мортон. Прогулки по Южной Италии

Необходимость комплексного изучения истории эпидемий эрготизма и влияния этих эпидемий на саму историю поднимается редко. Только в последнее время понимание этой проблемы иногда начинает проявляться. Например, в работе Аллесандро

Тарсия «Дьявол в снопах: Эрготизм в Южной Италии» подчеркивается необходимость междисциплинарного подхода к изучению вопроса:

> Эрготизм был ужасной чумой в южной Италии во втором тысячелетии, особенно в областях Базиликата и Калабрия, и тем не менее ощущается серьезная нехватка исследований по этому вопросу. В отсутствие междисциплинарных исследований некоторые ученые отрицают, что эрготизм вообще существовал исторически в этих регионах. Дефицит первоисточников и изобилие косвенных доказательств и свидетельств призывают к объединенному общей задачей междисциплинарному методу исследования [1].

Тарсия здесь прав, для Италии эта проблема особенно характерна, поскольку наличие эрготизма (и не только в Южной Италии, но и в Северной) игнорируется большинством историков. Карло Гинзбург, исследующий фриульских оборотней, устраняется от рассмотрения вопроса. Он выдвигает несколько теорий об этом странном культе бенанданти, от эпилепсии до галлюциногенов, удивляется схожестью с ливонскими оборотнями, но отказывается искать между ними связь, считая ее изучение «вне возможностей этого специфического исследования» [2]. Мидельфорт осторожно замечает, что «только некоторые аспекты плясок святого Витта, кажется, хорошо согласуются с диагнозом эрготизма» [3],

---

[1] Tarsia, A. The devil in the sheaves: Ergotism in Southern Italy / Semiotica. vol. 2013, Issue 195. pp. 357–371.

[2] Ginzburg, C. The Night Battles: Witchcraft and Agrarian Cults in the Sixteenth and Seventeenth Centuries. Johns Hopkins University Press, 1983

[3] Midelfort, H. C. E. A History of Madness in Sixteenth-Century Germany. Stanford University Press, 2000. p. 46.

а связь плясок Витта с тарантизмом представляется ему неявной, поскольку последний «кажется, имеет довольно отличную этиологию, форму и мифологию»[4].

Сомнения историков обычно вызывает то, что итальянская пляска не была напрямую связана с общей эпидемией пляски Витта, так как распространялась не из общего эпицентра на берегах Рейна, а с юга на север, поэтому могла быть вызвана другими причинами. А это предубеждение в основном связано с другим: в Италии не выращивали рожь. Даже Баргер пишет: «Поскольку рожь мало выращивали в Италии, неудивительно, что итальянские хронисты, не в пример французским, не упоминают священного огня»[5]. Но симптоматика отравления спорыньей полиморфна. *Ignis Sacer*, «священный огонь», был в Италии редок, зато по всей стране распространились безумные пляски — тарантизм. Давние, хотя уже и малочисленные, противники теории эрготизма и на это приводят все тот же стандартный аргумент о ржи. Например, Роберт Бартоломью, утверждая, что «конвульсивный эрготизм мог вызвать причудливое поведение и галлюцинации», но «более типичным был гангренозный» (неверное утверждение для Германии), приходит к выводу, что пляски Витта были вызваны не спорыньей. А уж тарантизм и тем более: «Что касается тарантизма, то большинство эпизодов происходило только в течение июля и августа и было вызвано реальными или воображаемыми укусами паука, звучанием музыки, видом других танцующих людей, и это было ежегодным ритуалом. Кроме того, в то время рожь была ключевой культурой в центральной и Северной Европе, но она была нетипична для Италии. Конечно,

---

[4] Ibid, 38.
[5] Barger, G. Ergot and Ergotism. 1931. p. 57.

какие-то участники были истериками, эпилептиками, сумасшедшими, или даже в бреду от спорыньи, но принять это мешает большой процент затронутого населения, а также обстоятельства и время вспышек»[6].

Однако «аргумент о ржи» не валиден, хотя приводят его нередко. Во-первых, при определенных условиях пшеница, как и любые другие злаки (ячмень, овес и пр.), тоже прекрасно (хотя и значительно реже, чем рожь) заражается спорыньей, и «не знал» этого, кроме Бартоломью, только академик Лысенко[7]. Поэтому при определении какой-нибудь странной эпидемии с характерными симптомами наличие в регионе ржи усиливает подозрения в эрготизме, но ее отсутствие эти подозрения не снимает. Даже в XX веке примерно половина эпидемий эрготизма была вызвана спорыньей на других злаках: пшенице, овсе, ячмене, просе, сорго. Во-вторых, рожь в Италии была: ее выращивали в Северной Италии, а в Южную завозили во время неурожаев. Это тоже общеизвестно: «Рожь успешно выращивали на севере Италии»[8]. Поэтому странностей в отмеченной Гинзбургом схожести ливонских и фриульских оборотней нет — биологические причины появления во Фриули оборотней «Армии Христа» те же, что и в Ливонии. И на юг Италии стали завозить ту же балтийскую рожь: «Рожь, выращиваемая в северной Италии в четырнадцатом и пятнадцатом столетиях, стала более важным компонентом пищи, когда венеци-

---

[6] Bartholomew, R. E. Rethinking the Dancing Mania. Skeptical Inquirer. v. 24 (4), July-August, 2000. pp. 42-47.

[7] Лысенко, Т. Д. Колхозные хаты-лаборатории — творцы агронауки // Яровизация. Сельхозгиз, 1937. С. 25.

[8] Bowman, A. K. The Cambridge ancient history Cambridge University Press, 2000. p 684.

анские и римские правительства начали импортировать ее из Балтии в кризис 1590-х»[9].

Рожь в Италию завозили морским путем. В голод 1590-х в Краков прибыло посольство с намерением организовать переброску зерна в Италию из Польши на огромных баржах по европейским рекам. Но проект оказался слишком сложным, и зерно отправили в Италию морем, на кораблях через Гибралтар[10], причем на качество зерна во время продовольственного кризиса внимания никто не обращал:

> В 1591 г. голод в Средиземноморье означал поворот на юг для сотен северных парусников, груженных пшеницей или рожью, засыпанной прямо в трюмы навалом. Крупные купцы, не обязательно специалисты по торговле зерном, а вместе с ними великий герцог Тосканский, провели показательную операцию. Несомненно, чтобы отвлечь парусники Балтики от их обычных путей, они должны были дорого заплатить за свои грузы. Но продали-то они их в изголодавшейся Италии на вес золота. Завистники утверждали, что прибыль составила 300% у таких очень крупных купцов, как Шименесы, португальцев, обосновавшихся в Антверпене и вскоре оказавшихся в Италии[11].

Во время голода зерно можно было продать любое, хоть наполовину со спорыньей: «В Риме во время жестокого голода 1590-1591 гг. каждый день кто-нибудь умирал голодной смертью, а "папа Григорий XIV перестал

---

[9] Black, C. Early Modern Italy: A Social History. Routledge, 2002. p 27.

[10] Szeligowski, A. Walka o Bałtyk. Lwów; Poznań, 1921. S. 19.

[11] Бродель, Ф. Материальная цивилизация, экономика и капитализм, XV-XVIII вв. 1988. т. 2. С. 403.

выходить на улицу, чтобы не слышать стенания толпы. И все же во время его мессы в соборе Св. Петра присутствующие начали кричать и требовать хлеба"»[12].

Социолог Бартоломью много лет исследует различные психические эпидемии, но выйти за рамки непосредственно социологии не может и возможные причины этих эпидемий всегда укладывает в ее прокрустово ложе, объясняя пляски Витта паломничеством по Европе адептов «девиантных религиозных сект». Впрочем, здесь характерно, что Бартоломью в той же статье пытается сравнивать некоторые аспекты тарантизма с «безумным танцем в Страсбурге в 1418 году». Однако такой эпидемии не было, она произошла в 1518 году — это известная ошибка, которую обнаружил еще в 1879 году страсбургский психиатр Людвиг Витковский. Доводы Витковского были неоднократно проверены, в частности Альфредом Мартином (1914), что Мидельфорт комментирует исчерпывающе: «Мартин безжалостно избавляется от невежественных предположений, что эта крупная вспышка произошла на сто лет раньше, в 1418 г.»[13]. Пикантности придает то, что этот вопрос подробнее разбирается в работе Бэкмена, которая стоит вторым номером в списке использованной (кажется, тут нужны были кавычки) Бартоломью литературы. Причина же этого столетнего сдвига была объяснена только несколько лет назад, причем не профессиональными историками, а любителями в русскоязычном интернете — написание 4 и 5 в средние века были похожи, и при незнании материала перепутать их легко, что наглядно было продемонстрировано таблицей пасхалии Региомонтана.

---

[12] Делюмо, Ж. Ужасы на Западе. М., 1994. С. 144.
[13] Midelfort, 2000, 33.

Историк Джон Уоллер утверждает: «Спорынья, возможно, вызвала галлюцинации и конвульсии у монахинь, которые ели хлеб из загрязненной муки, но очень маловероятно, что эрготизм вызвал бы безжалостные пляски Витта. И при этом нет никаких доказательств, что на жертвы массовой одержимости влияли питье или пища»[14]. Можно было просто заглянуть в работу ботаника Тобьорна Алма, где такое влияние было давно показано на основании данных судебных архивов о процессах над ведьмами: «Установлено, что галлюцинации часто происходили эксплицитно после потребления пищи или питья»[15]. Но историк не будет интересоваться работами ботаников, поэтому останется при своем мнении о «массовой психогенной болезни», которая «приводила монахинь и пляшущих в состояние транса»[16].

Вот поэтому и стоит обратить внимание на призывы Аллесандро Тарсия к междисциплинарному подходу. И даже в рамках одной дисциплины продуктивней задействовать иные, непривычные источники для анализа, иначе мысль продолжит буксовать на месте. К тому же надо понимать проблему восприятия «чужеродных» мыслей в различных культурах. Могла ли работа Алма появиться в той же Италии? Нет, она не случайно появилась именно в Норвегии — общество было к ней готово, даже если сам автор об этом не задумывался. В рамках северной культуры совершенно естественно было предположить, что «колдовская сила» могла

---

[14] Waller, J. Looking Back: Dancing plagues and mass hysteria. The Psychologist, vol 22. n. 7, July 2009. p. 645.

[15] Alm, T. The Witch Trials of Finnmark, Northern Norway, during the 17th Century: Evidence for Ergotism as a Contributing Factor. / Economic Botany, 2003. vol. 57, No. 3. pp. 403–416.

[16] Waller, 2009, 644.

войти в человека с пищей или питьем — так овладевали силой и сумасшедшим бесстрашием викинги, выпивая настой из мухоморов. Это «культурное бессознательное» современных исследователей, оно было вписано в культурный код норвежских судей и самих «ведьм». Сила «дьявола» воспринималась как материальная изначально. Поэтому в половине документов исследованных Алмом судебных процессов (42 из 83) было прямо заявлено, что люди «научились» колдовству, потребляя его в форме хлеба, молока, пива или других продуктов. Были зарегистрированы и соответствующие отравлению спорыньей симптомы, включая гангрену, конвульсии и галлюцинации. Подобное отношение к одержимости в России мы можем видеть только при приступах «икоты» у коми, когда *шева* (порча) входит через рот.

В контексте непосредственно итальянской танцевальной мании можно вспомнить, что название танца тарантелла (и исходного психоза — тарантизма) происходят не от тарантула, как многие считают, а от города Таранто. И сам паук тарантул тоже назван так в честь города, ибо именно в его окрестностях и водится. Что его, паука, реабилитирует (не говоря уже о том, что его укус не более болезнен, чем укус пчелы) — больные плясали далеко за пределами Апулии, где тарантулов еще поискать надо. Тот же Бартоломью в данном случае верно пишет: «большинство участников даже не утверждало, что было укушено». Укус паука — просто миф, рационализация. Но миф этот возник не на пустом месте: если верить в то, что яд можно изгнать танцами, то танцевать и будут.

Общепринятая установка тарантизма часто описывалась в XIX веке. Даже в одном из номеров журнала Чарльза Диккенса (который не только писал романы, но и издавал журнал) мы можем прочитать: «Считалось, что яд тарантула, может быть изгнан только теми, в ком он породил яростную энергию танца, — тогда яд выйдет с потом; но если яд задерживался в крови, то болезнь становилась хронической или с приступами»[17]. Да, вовсе не у всех были признаки злой корчи, далеко не все бились в конвульсиях. Ко всем этим эпидемиям надо относиться проще и естественнее, их спонтанные предпосылки обычно тривиальны. Что вы будете делать, если, проснувшись утром, почувствуете, что у вас онемела нога, «отлежали»? Растирать, массировать, прыгать на этой ноге? А если от судороги сведет ноги или пальцы ног, как нередко бывает у беременных? Колоть булавкой или тоже прыгать? Так инстинктивно и прыгал первый индуктор, создавая будущий миф о пауке. Онемение — первый признак начинающегося эрготизма, классический симптом (переходящий в ощущение «муравьев» под кожей), как и сведение судорогой пальцев. Спустя годы, если у какого-то сеньора ноги начинали неметь, или пальцы загибаться, все вокруг, друзья и домочадцы, уже давно знали рецепт: «дурную кровь» (рационализированную пауком или чем угодно) нужно выгнать с потом, — а для этого лучше присоединиться к уже пляшущим за окном соседям. Заодно и до церкви вместе с ними доплясать, помолиться св. Антонию об избавлении от напасти. Это не «девиантная религиозная секта» и даже не психическая эпидемия, а просто «народная медицина» изначально (только со временем уже приобретающая признаки психоза).

Тем же несчастным, которым не удавалось «отплясаться» и выгнать «дурную кровь», оставалось терпеть невыносимую боль, которая проходила только тогда,

---

[17] Household Words. / conducted by Charles Dickens. Issue 236. 30 September 1854.

когда ноги уже чернели и теряли чувствительность (в Италии это случалось реже). Лечения не существовало. Все, что могли больные или боящиеся заболеть — нести пожертвования и вотивные дары св. Антонию. Для тех, у кого болезнь зашла далеко, оставалось лишь надежда на помощь св. Космы и Дамиана — «первых трансплантологов», ныне святых покровителей врачей и хирургов. Появление легенды о ноге мавра, якобы пришитой этими святыми не только анекдотично, но и показательно в части ошибочности интерпретации этой истории церковью и художниками (рассказчик, проснувшись утром, почувствовал, что нога уже не болит, но увидел, что она черная, и решил, что ему пересадили ногу негра те святые, которых он видел во сне — именно так и описано в «Золотой легенде»). Откуда взялся сам «яд»? Таранто в Апулии — это старинный порт Тарент (первоначальное название города), основанный спартанцами еще в 706 году до н. э. Этот древнегреческий город-государство контролировал обширную и богатую сельскохозяйственную округу и имел самую большую и удобную гавань в Южной Италии. Туда и могли завозить «волшебный хлеб» (позже — в обмен на апулийское растительное масло). Поэтому и распространялись пляски с юга на север.

Вот здесь и надо было бы для доказательства или опровержения такого взгляда поднимать портовые документы предыдущих веков (если сохранились), сравнивать даты прибытия судов с зерном со вспышками танцев и т. д. То есть делать то, чем занимались шотландские историки, обнаружив, что сожжения ведьм в конце XVI века подозрительно совпадали с поставками ржи, а сами судебные процессы происходили недалеко от порта. Но на это, собственно, Тарсия и указывает — кто будет такими исследованиями заниматься, если сама возможность наличия эрготизма в Италии историками игнорируется априори? Поэтому мы еще долго будем слышать про религиозные секты и психогенные болезни.

Сам Тарсия обнаружил характерную ситуацию с вотивными дарами: очень существенный момент, не замеченный ранее другими исследователями. Автор рассматривает вопрос «забытого» эрготизма в Италии не через привычную призму тарантизма или даже культа бенанданти (который, впрочем, именно в контексте эрготизма тоже еще никем не изучался). Тарсия анализирует сельское хозяйство и диету в Южной Италии, подчеркивая чрезвычайно благоприятные условия для патологии, описывает местные традиции и магическо-религиозные последствия культа святого Антония. А также указывает на важность эрготизма в религии, поскольку «связанные с ним вотивные пожертвования превосходили по численности пожертвования всем другим святым в южной Италии в течение многих веков». Важно так же и наблюдение, что с упадком ордена св. Антония другие автохтонные святые начали выполнять те же самые функции, демонстрируя, что эрготизм продолжал оставаться серьезной проблемой Италии даже в XVIII веке.

Нельзя также игнорировать и фольклор, связанный с безумными плясками. Например, странное отношение к цветам, в частности к красному. Танцоры не только — как и при тарантелле, так и при пляске Витта — с одинаковым рвением прыгали в реки и колодцы (что естественно при гипертермии от эрготизма) и «приходили в экстатическое состояние даже при виде воды в кастрюле»[18], но также, согласно хроникам, были неравнодушны к красному цвету. «Если доверять этой

---

[18] Kellogg, A. O. Consideration on the Reciprocal Influence. // Atlanta Medical and Surgical Journal. vol. 1. 1856. p. 160.

части записей Спеклина, — пишет Мидельфорт, — то паломничество к св. Витту в Холенштайн сопровождалось успешным применением святой воды и святого масла на специально подготовленные красные ботинки. И снова мы замечаем этот красный цвет, который, как и черный, вероятно, наиболее известен фольклористам, для которых кровавый оттенок часто означает здоровье и исцеление, любовь, огонь, радость, но также и дьявола, ведьму и волшебство, которым можно отразить дурной глаз»[19].

Эти красные ботинки и связанные с ними безумные танцы нашли свое наглядное отражение в сказке Ганса Христиана Андерсена «Красные башмачки», впервые напечатанной в 1845 году. Я ее кратко напомню. Девочка Карен раздобыла красные башмаки и осмелилась пойти в них в церковь, куда ходить было богоугодно только в черной обуви. Затем она согрешила еще больше — думая о своих новых красных башмаках, Карен забыла прочесть молитву «Отче наш» и пропеть псалом. Это, конечно, безнаказанно пройти не могло, и красные башмачки заплясали. «Она испугалась, хотела сбросить с себя башмаки, но они сидели крепко; она только изорвала в клочья чулки; башмаки точно приросли к ногам, и ей пришлось плясать, плясать по полям и лугам, в дождь и в солнечную погоду, и ночью и днем». Танцевала она, танцевала и очутилась на кладбище — стандартное место для пляски Витта, согласно средневековым гравюрам (это естественно: кладбища в то время были при церквях; люди шли именно в церковь отмолить болезнь, но в саму церковь «одержимых» обычно не пускали, они оказывались на кладбище). Там ей в дверях церкви явился ангел и сказал:

---

[19] Midelfort, 2000, 36.

— Ты будешь плясать, — сказал он, — плясать в своих красных башмаках, пока не побледнеешь, не похолодеешь, не высохнешь, как мумия! Ты будешь плясать от ворот до ворот и стучаться в двери тех домов, где живут гордые, тщеславные дети; твой стук будет пугать их! Будешь плясать, плясать!..

И девочка плясала и плясала, и совсем было потеряла надежду, но на удачу попался ей маленький уединенный домик, стоявший в открытом поле, а жил в нем палач. Девочка постучала в окошко и взмолилась:

— Отруби мне лучше ноги с красными башмаками! (то есть просила сделать ровно то, чем лечили эрготизм в монастырях св. Антония; впору подозревать понимание Андерсеном схожести пляски Витта и огня св. Антония). Палач слегка поломался для вида, но был он человеком добрым и помог: «Палач отрубил ей ноги с красными башмаками, — пляшущие ножки понеслись по полю и скрылись в чаще леса». И приделал палач девочке вместо ног деревяшки, дал костыли и выучил ее псалму, который всегда поют грешники. И все бы на этом хорошо закончилось, но хитрые отрубленные ножки в красных башмачках вернулись, стали плясать перед девочкой и не давали ей сделать главное — пройти на костылях в церковь. Однако спустя несколько недель Господь все же сжалился над ней и послал на помощь сияющего ангела. Это был самый счастливый момент в ее жизни: «Сердце ее так переполнилось всем этим светом, миром и радостью, что разорвалось. Душа ее полетела вместе с лучами солнца к богу, и там никто не спросил ее о красных башмаках»[20].

---

[20] Андерсен Г. Х. Красные башмачки / перевод А. и П. Ганзен. Проспект, 2013.

Многие ли филологи или литературоведы увидели в этой сказке отсылку к эпидемии танцевальной мании? Никто не увидел. Разве что критик Арнольд Хаскелл, основатель и будущий директор знаменитой Королевской балетной школы, заметил в своей книге о танцах:

> Многие умирали, но другие, обрызганные святой водой во имя св. Витта, излечивались. Тем, кто выжил, давали маленькие кресты и красные башмачки. Вдохновленный этим событием, Ханс Андерсен написал свои «Красные башмачки». Истории Кёльбига и Страсбурга — лишь два примера европейской танцевальной эпидемии. Для средневековой церкви эти вспышки были просто доказательством, что танец и зло шли рука об руку. Церковь думала, что демоны вселились в тела танцоров, или же святой Антоний наказал их, заставив танцевать, чтобы они покаялись за свои грехи. Сегодня у научной медицины есть лучшее объяснение. Средневековые европейские крестьяне ели ржаной хлеб. Во влажные годы на колосьях ржи вырастает спорынья [21].

Заметим, это было написано в 1960 году, задолго до работ Капорэл и Матосян. Но кому-то упоминание танцев в контексте эрготизма не понравилось, и из следующего издания 1967 года фраза про Андерсена и его «Красные башмачки» была выкинута. Я бы рекомендовал прочитать эту сказку Андерсена целиком, она является прекрасным зеркалом истории и эпидемий плясок св. Витта.

Палач, впрочем, был нужен не всегда: если обе формы эрготизма проявлялись одновременно, и пляски Витта сопровождались огнем св. Антония, то конечности могли отваливаться сами:

---

[21] Haskell, A. L. The wonderful world of dance. 1960. p. 47.

Один человек, пожелав вызволить сестру свою, бывшую середь танцующих, с такой небывалой силой потянул ее к себе, что оторвал ей от тулова руку; и, увидев ее в руках своих, воистину ужаснулся; сестра же его ни знаком не обнаружила своей боли, а плясала еще ретивее, нежели прежде. Из отторгнутой руки не текло вовсе никакой крови, будто бы и не плоть то была, а лишь деревяшка[22].

Это описание, которое Рат-Вег называет «поучительным примером того, как худосочные сведения средневековых хронистов обрастали на протяжении веков жирком», на самом деле не так уж и преувеличено, оно отражает лишь то, что происходило также и при обычной гангренозной форме эрготизма без плясок:

В серьезных случаях течение болезни было намного более быстрым. Сильные боли в течение двадцати четырех часов предшествовали гангрене, которая могла начаться внезапно. Отделение омертвелой части часто могло спонтанно происходить в суставах без боли или потери крови. Сообщалось, что женщина ехала в больницу на осле и натолкнулась на куст; ее нога отделилась в колене без всякого кровотечения, и она принесла эту ногу в больницу в своих руках[23].

Недооценка биологической подоплеки событий прошлого характерна также для Америки и Англии. Например, из-за того, что в Англии была зафиксирована только одна локальная вспышка типичного гангренозного эрготизма в 1762 году[24], некоторые историки

---

[22] Рат-Вег, И. Комедия Книги. М.: Книга, 1982. С. 404.

[23] Christensen, C. M. Molds, Mushrooms, and Mycotoxins. 1975. p. 47.

[24] Barger, 1931, 63.

считают, что влияния спорыньи на Англию, помимо этого случая, не было вовсе. А население Лестера после холодной зимы 1340 года и затем затяжных дождей билось в конвульсиях и заходилось собачьим лаем (Макиннис даже предположил, что именно оттуда могло пойти английское выражение barking mad — буквально «свихнувшийся до лая», то есть — «ополоумевший»), надо полагать, в состоянии транса из-за массовой психогении (по Уоллеру). Как и в 1355 году, когда в Англии прошла эпидемия «безумства», живо напоминающая новгородский «пополох», суданский «смех» или французский Великий страх: люди прятались в лесной чаще или в зарослях по оврагам, пытаясь скрыться от демонов. Эпидемия «безумства» повторилась в Англии в 1373 году[25] — в год начала большой эпидемии плясок св. Витта в Европе, из-за которой в Меце, где годом позже плясало уже более тысячи человек, начали сжигать кошек. Однако если мы обратимся к фольклору, то увидим, что пляску св. Витта в Англии тоже знали и составляли против нее заговоры. В Линкольншире рассказывали, что для лечения применялось следующее средство: сварить в воде ягоды омелы и полученный отвар дать выпить больному. А в Девоншире для лечения пляски св. Витта старики надевали на больных амулет, полученный от знахарки — клочок пергамента с заговором:

Тряхни ее, добрый дьявол,
Тряхни еще разок.
И больше не тряси ее —
В аду ее потрясешь[26].

---

[25] Webster, N. A Brief History of Epidemic and Pestilential Diseases. v. 1. 1799. p. 142.

[26] Radford, E. Radford, M. A. Encyclopedia of Superstitions. 1949. p. 210.

Есть, впрочем, еще одна страна, фольклор которой стоит исследовать на связь с эрготизмом — это Испания. Не только быстрые танцы на севере страны и плавные на юге прозрачно намекают на Путь св. Иакова в Северной Испании. В Каталонии существует множество праздников и карнавалов, почитаемых местных святых, сказок и легенд, в которых можно заподозрить мотивы «священного огня». Появляющаяся в школах в Пепельную среду семиногая Куарежма (La Vella Quaresma) — худая, неприятная старуха, одетая во все черное, как ворона. Она питается только хлебными крошками, и каждую неделю у нее отваливается очередная нога. Сейчас это считается своеобразным календарем поста. То ли драконы, то ли дьяволы откусывают ноги паломникам на барельефах монастырей. Во многих деревнях стоят статуи «муравьиных» святых — местные жители рассказывают, что муравьи съели этим святым ноги. Приход Сан-Мигеля называют кладбищем муравьев: по местной легенде Сан-Мигель (Архангел Михаил) спустился на землю по служебным делам, но муравьи прогрызли ему ноги до костей. Сан-Мигель никак не мог избавиться от этих муравьев и побежал на самую высокую гору, но муравьи не отставали и продолжали кусать ему ноги. Тогда Сан-Мигель проклял всех муравьев, дабы они погибали, как только приблизятся к этой вершине. По другой версии легенды — муравьи прогрызли ноги уже у статуи Сан-Мигеля, и из ног пошла кровь, ноги статуи разбухли, показались кости. И тогда статуя ожила и побежала на гору...

Знаменитые ведьмы из Льерс, которых боялся Сальвадор Дали, и древний вампир граф Эструк. Собаки-дьяволы из Пратдипа и кокольона — крокодил с крыльями бабочки из Жироны. В Галисии — свои мейги, в Стране Басков — утколапые ламии, в Наварре — ведьмы из Сугаррамурди — местности, население которой инквизиция в XVII веке арестовала почти целиком. В Жироне — пекарь, которому святой Нарцисс превратил хлеб в кровь — побочное красящее хлеб действие спорыньи, стоившее жизни множеству «еретиков» и «дьяволопоклонников» и лежащее в основе христианской евхаристии по Пасхазию... При этом чем южнее мы будем путешествовать по Испании, тем меньше будет в местном фольклоре страшных ведьм, вампиров и дьяволов и больше сказочных магов и принцесс.

Но к трактовке фольклора нужно подходить с большой осторожностью, иначе можно вызвать из небытия не только «зерна ягеля», но и населить прошлые века всевозможными монстрами, как это уже произошло с «псковскими крокодилами».

Глава 4

Тверской монстр

В первую минуту, увидев чудовище, я усомнился в здравом состоянии моего рассудка, или, по крайней мере, глаз, и только спустя несколько минут, убедился, что я не сумасшедший и не брежу. Но если я опишу это чудовище (которое я видел совершенно ясно и за которым наблюдал спокойно все время, пока оно спускалось с холма), мои читатели, пожалуй, не так легко поверят этому.

Эдгар По. Сфинкс (1846)

Мы уже видели, как непонятное переписчику название болезни «коркота» превратилось в Псковской летописи в страшного речного монстра — «псковского крокодила», которого теперь неустанно ищут международные общества криптозоологии[1]. Этот образ ужасного водного чудовища по-прежнему живет в народной, а теперь уже и в медийной культуре и продолжает эксплуатироваться СМИ: недавно телекомпания НТВ выпустила фильм «Загадочные крокодилы-оборотни пугают

---
[1] Абсентис, Д. Злая корча, кн. 1. UK: Oraco, 2011. С. 118-119.

новгородцев». В фильме повествуется о том, как в давние времена патриотично настроенные крокодилы, вылезшие из окрестных болот, спасли Новгород от нашествия хана Батыя, а также рассказывается множество других полезных и достоверных историй (посмотреть можно на сайте телекомпании).

Подобная ситуация может сложиться сейчас и с другим таинственным монстром — «двигой». Недавно этнокультурное объединение «Твержа» проводило творческий конкурс: всем тем, кто любит рисовать, предлагалось изобразить загадочную двигу — «мифическое существо, которое встречается в западных районах Тверской области». На первый взгляд, в этой фразе есть ошибка — существо либо мифическое, либо оно существует. Но де-факто задача была сформулирована верно — таинственное существо, мифологизированное в местном фольклоре, действительно существует (в отличие от псковских «коркодилов») и иногда встречается в лесах и полях, и не только в Тверской области, и не только в России. Описывалось оно так: «Двига не рождается и не умирает, у нее есть телесная форма, но нет как такового тела, она разрозненная и целостная, одна и много, живая и неживая одновременно. Двига не испытывает эмоций, не имеет души, но может проявлять волю, не добро, но и не зло, способна приносить удачу или предвещать войну». Описание двиги также было дано вполне адекватно для фольклора. К слову, некоторые рисунки монстра на этом тверском конкурсе получились вполне достойные. И в самом творческом конкурсе, естественно, ничего плохого нет (до тех пор, пока темой не заинтересуется НТВ). Затравкой, пробуждающей фантазию участников, послужила известная быличка «Про двигу», записанная с полвека назад в Пеновском районе Тверской области:

Это отнимают колдуны спор в хлебе (ржи), и рожь невидимо идет к нему*.
Она имеет, если посмотреть сразу, вид змеи; и голова, и хвост, и по величине — ну совсем змея; а если приглядеться, можно разглядеть — состоит из маленьких червячков, и они так близко прижаты друг к другу, что, даже когда передвигаются, не расходятся.
И я так напала на двигу и увидела, куда шла эта рожь. А она (двига. — А. Г.) вся плотная, будто свитая веревкой. Последняя — большая — состояла из трех голов.
Догоняет меня старушка и говорит: „Скоро, матушка, будет война". И научила меня положить перед двигой хлеб, платок и деньги и посмотреть, в какую сторону она поползет.
И вот я сняла с головы чистый платок и положила все возле нее. Головы-то ее ходили, ходили, но средняя все-таки перетянула к чистому платку — и взошла на него. Значит, будет голод, будет война.
Я взяла деньги и хлеб, а платочек с двигой несу к своему отцу (был Микола или Серьгов день, и я ходила к нему в гости). Он говорит: „Завяжи, принеси домой и высуши. А когда посеешь рожь, рассей двигу по всему полю — никакой колдун твою рожь не возьмет". Я так и сделала: завязала ее в платочек.
В деревне той жила бабка — ее все считали волшебной колдуньей. И у нее не было хлеба. Мать моя и говорит: „Снеси ей хлебца!" Жалко, мол. Я и понесла половинку хлебца. Тут двига и ушла в хлеб, покамест я несла этот хлебушек, и мне ничего не осталось, только несколько червячков.

Вот так я тогда и свой хлеб, и маткин отдала**.
А мы с тех пор были голодные; хоть фунт, хоть пуд хлеба съедали, все равно не наедались. Вот такие люди бывают! А тут скоро и война началась.
* Спор (спорынья) в хлебе — обозначение хорошего урожая и сытости при употреблении готового хлеба в пищу (разг).
** Рассказчица сообщила, что она трижды видела двигу. Тут речь идет о последней встрече, перёд самой войной [2].

Действительно, выглядит «чудище» довольно непонятно и загадочно. Что же это за многоголовое существо? Какая связь может быть между мистической двигой, рожью, колдунами, спорыньей, «волчьим голодом», высеванием на поле червей, гаданием на платке и грядущей войной? Фольклористы двигой давно заинтересовались, собрали ряд интересных материалов, но полной картины составить не смогли. По-другому быть и не могло, поскольку здесь необходимо понимать не только, что такое двига, но и что такое спорынья в русской культуре, что такое «закрутки», с помощью которых упомянутые колдуны отнимают спорынью у ржи, от чего возникает «волчий голод», в какие именно годы можно наблюдать двигу, в какие годы вероятность войны повышена и т. д. Фольклористы этого не знают, поскольку, не выходя за рамки непосредственно фольклористики, определить исходный смысл таких народных поверий невозможно; проанализировать достоверность или надуманность элементов былички — тоже нереально. Такие понятия как спорынья, закрутки, двига — двойственной природы, за каждым из них стоит

---

[2] Войны кровавые цветы. Устные рассказы о Великой Отечественной войне. / Составитель А. Гончарова. М., 1979. С. 165-166.

не только абстрактное значение или объект ритуального обряда, но и изначально конкретный физический смысл. Может ли таинственный монстр действительно приносить удачу (спорынью) или предвещать войну? Может ли так оказаться, что его более частое появление зависит от определенных глобальных природных циклов, и народное поверье возникло не на пустом месте? Использование двиги в народной магии фольклористы обычно сводят к нескольким пунктам:

> Одна из основных характеристик двиги (впрочем, как и змеи) — ее ярко выраженное хтоническое начало. В связи с этим можно выделить несколько основных сфер ее магического использования:
> а) двига — клад, который можно взять, зная определенный заговор;
> б) червонный гад используется при гадании;
> в) двига помогает в уборке и хранении урожая: придает в жатве «скорость и спорость», если ее запустить в амбар, то зерна будут лучше храниться[3].

Только вот является ли последний пункт действительно «магическим», или это просто народная примета? Но чтобы иметь повод усомниться в этом, надо понимать, что такое двига и спорость. Сообщения о двиге попытался обобщить филолог Михаил Лурье:

> В августе 1997 года двумя группами фольклорной экспедиции Академической гимназии Санкт-Петербургского государственного университета независимо друг от друга был записан не встречавшийся нам ранее ни в старых

---

[3] Филиппова, А. Народные представления о «двиге». / Материалы конференции. СПб гос. ун-т, 1998.

этнографических публикациях, ни в собственной полевой практике материал. Крестьяне Андреапольского района Тверской области рассказывали о ползущем по земле живом существе, состоящем из огромного множества одинаковых небольших червячков. Это существо, называемое рассказчиками двигой, имеет, по утверждениям очевидцев, «голову», «хвост», перемещается вполне целеустремленно, в определенном направлении, и встреча с ним является для человека сигналом для совершения ряда действий: постелить на землю платок, положить хлеб и деньги, перемешать червей палочкой, собрать и засушить их и т. д.[4]

Лурье находит другие названия таинственной двиги: «двина», «ратная червь». А также приводит слова другого респондента, упоминающего связь двиги с рожью: «И была эта двига, когда старики, бывало, рожь жали... Старики все время видели. Это мы сейчас не сеем свое ничего, так и не примечаем. А фактически, это самое есть, оно и продолжается» (Пен.)». Респондент был прав — «оно продолжается», двига никуда не пропала, ее можно увидеть и сегодня. Стоит отметить и верное заключение Лурье:

В заключение поделюсь одним наблюдением. Как сказано выше, наше столкновение с рассказами о двиге — не первое и далеко не единственное в собирательской практике последних десятилетий, причем на них выходили как начинающие фольклористы, так и опытные,

---

[4] Лурье, М. Л. Двига – червонный гад – ратная червь (из полевых открытий последних лет). / Материалы V Международной школы молодого фольклориста (6 – 8 июня 2001 года). 2002.

наблюдательные исследователи. И было бы естественно, если бы такая находка подвигла кого-либо из них к дальнейшим разысканиям и попыткам осмысления «странного» материала. Однако этого не произошло [5].

Почему «осмысления материала» не произошло, я отметил выше: при отсутствии междисциплинарного подхода его и не могло произойти. Нужно было выйти за рамки чистой фольклористики, за те красные флажки, которыми ученые сами отгораживают свое поле исследований. В какой-то мере это касается и статьи самого Лурье.

Итак, крестьянские представления о двиге (биологически представляющей собой не что иное, как группы мигрирующих червеобразных личинок) и связанные с ними ритуальные магические и мантические практики, как мы попытались показать, отличаются изрядным многообразием и разработанностью. Возникает естественный вопрос, каковы границы их географического распространения. Рассказы о двиге зафиксированы нами на территории Плюсского района Псковской, Андреапольского и Пеновского Тверской, Лодейнопольского, Бокситогорского и Тихвинского Ленинградской областей. Однако другие обнаруженные в публикациях и архивах свидетельства и устные сообщения собирателей позволяют значительно расширить предполагаемый ареал распространения данного комплекса народных поверий и ритуалов, включив в эту зону как другие районы указанных областей, так и некоторые территории иных крупных

---

[5] Ibid.

административных регионов – Новгородской, Вологодской, Архангельской, Пермской областей и Удмуртии. Все это позволяет высказать предположение о том, что представления о двиге – не фактор специфики одной локально-региональной традиции, а широко (если не повсеместно на территориях расселения русских) представленный элемент крестьянской повседневной мифологии и магии[6].

Вот здесь как раз тот момент, когда необходимо было «забежать на чужое поле» и выяснить, что двига представляет собой биологически, а не просто отметить биологическую природу объекта в скобках и сразу об этом забыть. В таком случае стало бы ясно, что данный «элемент крестьянской повседневной мифологии и магии» почему-то был распространен более давно, чем кажется, и далеко не только на «территориях расселения русских». И тогда уже можно было бы предположить, что для возникновения соответствующих мифов, быличек и народных магических практик существовали одинаковые предпосылки, а фольклор изначально отталкивался от реальности.

В действительности же описание двиги (ратного червя), как и связанные с ней магические гадальные практики, включая расстеленные платочки и пр., мы можем найти не в чисто этнографических источниках, а в знаменитой «Жизни животных» Брема. Из нее мы узнаем, что «ратный червь» был хорошо известен в прошлые века и представляет собой скопище личинок «ратного комарика» из семейства сциаридов (грибных комариков), хорошо знакомых многим цветоводам. И что гадание с платком, приметы, предзнаменование

---

[6] Ibid.

войны — все это было давно известно, и у Брема описывается [7]. Только непонятно — где именно происходили наблюдения червя и связанные с этим магические практики, поскольку за основу современного российского издания Брема взят один из первых сокращенных переводов начала XX, из которого выброшен весь накопленный этнографический материал (чем издатели в предисловии почему-то особо гордятся). Поэтому обратимся к старому классическому тексту под редакцией биолога, анатома и антрополога Петра Лесгафта:

> Личинка, появляясь въ огромномъ количествѣ, пріобрѣла извѣстность въ качествѣ такъ называемаго ратнаго червя. Въ 1603 г. въ первый разъ это явленіе возбудило шумъ въ Шлезвигѣ, потомъ оно возобновлялось въ Норвегіи, отъ времени до времени въ саксонскихъ герцогствахъ, въ Тюрингенѣ, Ганноверѣ и Швеціи, и продолжалось, постепенно превращаясь въ спорный научный вопросъ, до 1868 г. Простые люди, на основаніи появленія ратнаго червя, предсказывали войну, другіе — неудачную жатву: шлезвигскіе горные жители считали предсказаніемъ хорошей жатвы, когда черви шли по направленію долинъ, и противоположнымъ предзнаменованіемъ, когда они шли въ горы; а суевѣрные жители Тюрингенскаго лѣса считали первое направленіе — признакомъ мира, второе — признакомъ войны. Другіе еще пользовались этимъ явленіемъ, какъ оракуломъ, при гаданьи. Они бросали на пути движущихся насѣкомыхъ платья и ленты и считали счастливымъ предзнаменованіемъ, если червяки

---

[7] Брем, А. Жизнь животных. М.: ОЛМА-ПРЕСС. 2004. С. 941-942.

переползали черезъ брошенное, и, наоборотъ, считали, что тотъ, одежду котораго они обходили, обреченъ на близкую смерть. Въ іюлѣ или въ началѣ августа насъ извѣстили, какъ жителей Эйзенаха въ 1756 и 1774 гг., что въ сосѣднемъ лѣсу показался ратный червь; мы отправились и вотъ что увидѣли мы.

Сѣрая змѣя до 376 ст. длиною, не вездѣ одинаковой ширины (отъ трехъ пальцевъ до ширины руки) и съ большой палецъ въ толщину, движется во мракѣ лѣса съ неповоротливостью улитки и имѣетъ въ себѣ рѣшительно что-то наводящее страхъ. Она состоитъ изъ тысячъ и тысячъ блѣдныхъ личинокъ, которыя, благодаря липкой поверхности тѣла, держатся всѣ вмѣстѣ, какъ бы составляя одно тѣло, хвостовой конецъ котораго на мгновеніе подымается на стебелькѣ вверхъ. Такъ какъ каждая личинка въ этомъ обществѣ обычнымъ, свойственнымъ червю, движеніемъ выдвигаетъ впередъ заднюю половину туловища и тогда, ощупывая, вытягиваетъ переднюю, то и получается поступательное движеніе всего отряда, верхняя поверхность котораго производитъ такое впечатлѣніе, какъ медленно текущая вода[8].

Здесь мы уже видим не только более подробное описание, но и привязку фольклора к местности. Вот на этом и стоило бы сосредоточить внимание: как, например, так получилось, что в тюрингенских лесах и на тверских полях народные практики гадания «на черве» оказались одинаковы? Кстати, в еще более

---

[8] Брэмъ, А. Э. Жизнь животныхъ. Томъ 3. Пресмыкающіяся, земноводныя, рыбы, насѣкомыя, низшія животныя. Просвѣщеніе, 1902. С. 682

раннем иллюстрированном издании Брема XIX века есть и полностраничная вставка-иллюстрация ратного червя — можно было «тверского монстра» скопировать прямо оттуда, изображен он с не меньшей фантазией, чем конкурсные рисунки — длиной до горизонта [9]. А описание «червя» в этом издании еще подробнее, причем со ссылкой на Белинга, который изучал двигу, проводя «прилежныя и многолѣтнія наблюденія надъ личинками, живущими на волѣ и содержимыми въ неволѣ» [10]. Но пренебрежение исходной биологической причиной магических практик не дает российским фольклористам исследовать взаимосвязь фольклора различных этносов. Впрочем, это только малая часть вопроса. Что касается непосредственно двиги, то нам сейчас значительно легче, чем предыдущим исследователям. Теперь не обязательно путешествовать по тюрингенским лесам, и нет больше необходимости расспрашивать о внешнем виде двиги малограмотных деревенских старух — мы можем просто зайти на YouTube и посмотреть на двигу «вживую» на полутора десятках записей, снятых за последние годы. И отметить для себя (учитывая все же недостаточную репрезентативность выборки), что чаще всего двигу в Европе наблюдали в 2013 году (год перед солнечным максимумом).

Мы знаем теперь, что собираются личинки в «змею» тоже не по какой-то «таинственной», а по вполне утилитарной причине — им так удобней передвигаться: одна личинка ползет по земле, другая по ней, по той — третья, скорость «змеи» суммируется, в результате «червь»

---

[9] Брэмъ, А. Э. Жизнь животныхъ : со множествомъ политипажей и хромолитографіями. Томъ IX. 1895. после С. 500.

[10] Ibid, 501-504.

в поисках пищи «ползет» в несколько раз быстрее, чем если бы личинки двигались по отдельности. Грибные (листовые, плодовые) комарики (по принятой классификации это мушки, обычные комары — другое семейство) распространены повсюду, но вместе с тем остаются наименее изученной группой в отряде двукрылых насекомых (Diptera). Питаются ли сциариды непосредственно грибами — вредителями зерновых? Что они едят на полях? Случайно ли респонденты упоминают об отборе спорыньи у ржи? Переносят ли сциариды споры спорыньи? Как быть с гаданиями на урожай и с поверьем, что если двигу запустить в амбар, то зерна будут лучше храниться? Появляется ли больше грибных комариков синхронно с грибным годом? Вопросов пока больше чем ответов, но теперь мы можем хотя бы ставить такие вопросы.

Сто лет назад знали, что двига питается (в том числе) грибами:

> Личинки этих крошечных грибных комариков питаются грибами (включая культивируемые грибы) и гниющей растительностью, часто живут в почве горшечных растений. Многие, особенно вид *Sciara*, объединяются для путешествий в «армии» при поиске лучшей пищи или перед окукливанием[11].

Позже заметили, что грибные комарики лакомятся спорыньёй в виде медвяной росы:

> По мере развития спорыньи происходит обильное выделение вязкой жидкости, известной как медвяная роса, которая содержит огромное количество конидий и привлекает многие виды насекомых. Более сорока их видов, особенно мухи

---

[11] Lutz, F. E. Field book of insects. London, 1918. pp. 242-243.

и грибные комарики, питающиеся медвяной росой, загрязняются конидиями внешне или внутренне и переносят их на другие цветки [12].

Затем выяснилось, что комарики могут не только распространять спорынью, но также могут питаться и склероциями многих грибов, повреждая их плотную оболочку:

> Хотя некоторые склероции покрыты наружной оболочкой, есть доказательства, которые ясно показывают, что насекомые (например, грибные комарики, жуки-гладыши) способны прожевать это плотное покрытие склероция (Steiner, 1984; Anas and Reeleder, 1987). Склероции, поврежденные личинками насекомых, гораздо более восприимчивы к микробному разложению, чем неповрежденные склероции (Baker and Cook, 1974) [13].

То есть в этом варианте сциариды, и двига в частности, в какой-то мере действительно могли бы «отнимать спорынью» у хлеба, повреждая склероции. А когда двига превратится в комариков, то будет уже спорынью распространять. Но еще мы не знаем, питаются ли личинки непосредственно стромами спорыньи — до того, как аскоспоры смогут попасть в завязь цветков. Если да (а почему нет?), то шансов на «отъем» спорыньи, похоже, будет больше. Проползет двига по полю — может, и тот самый пугающий крестьян «прожин» получится (на который, согласно народным поверьям, уходит урожай, то есть опять же спорынья). Крестьяне были

---

[12] Stakman, E. C. Harrar, J. G. Principles of Plant Pathology. 1957. p. 247.

[13] The Genus Aspergillus. / edited by Powell, K. A.; Renwick, A.; Peberdy, J. F. // F.E.M.S. Symposium Series. Vol. 69. Springer Science & Business Media, 2013. p. 98.

уверены, что этот зловещий прожин (прорез) — дорожку во ржи, в вершок шириною — делает колдун, который стоит в это время обеими ногами на двух иконах, как на лыжах, и ведет дорожку, как колесо катит. Или пролетает над полем вверх ногами. Максимов еще в XIX веке объяснял, что прожин «срезают жучки и черви в то время, когда рожь в цвету, и потому, конечно, никаких следов человеческих ног по сторонам никогда не замечается»[14]. Ключевое здесь — «когда рожь в цвету». В это же время, подстраиваясь под рожь, прорастают и стромы спорыньи. И появляется двига. Шествия ратного червя в Центральной Европе происходят с мая по июнь. Личинки окукливаются с июля по август. Могла ли двига действительно предвещать войну? Здесь возникает ряд следующих вопросов, снова намекающих на необходимость междисциплинарного подхода.

Биологи знают, что личинки грибных комариков приносят много разочарования грибникам — в большинстве случаев именно их белые с черной головой личинки кишат на изломах «червивых» грибов, делая их непригодными. Энтомологи могут знать, что двига представляет собой *Sciara Militaris*, но их, в свою очередь, не интересует фольклор. Историки могли бы сравнить годы более частого появления двиги с годами некоторых известных исторических событий, но им вряд ли придет в голову обращать внимание на мифы и темные народные суеверия. Аграрники могут знать о цикличности нашествий саранчи, об их связи с солнечными реперами, могут также догадываться о цикличности размножения спорыньи, как и других грибов, но, естественно, рассматривают проблемы, относящиеся только к сельскому хозяйству. Физики продолжают спорить

---

[14] Максимов, С. В. Нечистая, неведомая и крестная сила. Спб, 1994. С. 111.

о влиянии солнечной активности на погоду и климат, понимая, что эти связи должны существовать, но они нестабильные, ускользающие, их не просчитать на большом горизонте, поэтому к дополнительным гипотезам о возможности влияния солнца на психическое состояние людей относятся с еще большой осторожностью. Филологи знают, что, согласно народным поверьям, колдуны с помощью закруток отбирают спорынью, и что существует народная примета: «большой урожай грибов — к войне». Микологи знают, что спорынья — тоже гриб, знакомы с ядовитым и галлюциногенным действием этого «дьявола в снопах», но не в курсе соответствующих народных магических практик. Поймут ли они когда-нибудь друг друга? Будут ли психологи обращать внимания не на душу (психо), а на микробиом человека? Смогут ли социологи принять, что причины изучаемых ими процессов в обществе зачастую могут лежать далеко за пределами границ их дисциплины? Будет ли кто-нибудь исследовать влияние микотоксинов на микробиом? Начнем с самого простого: осознают ли когда-нибудь, например, фольклористы и этнографы, что закрутки — это изначально всего лишь рожки спорыньи, а не только часто описываемый ими, но возникший позже колдовской ритуал?

Глава 5

Закрутки и «закрутки»

> — *Была у нас лет пять тому назад такая ведьма... Только ее хлопцы с села прогнали!*
> — *Куда же они ее прогнали?*
> — *Куда!.. Известно, в лес... Куда же еще? И хату ее сломали, чтобы от того проклятого кубла и щепок не осталось... А саму ее вывели за вышницы и по шее.*
> — *За что же так с ней обошлись?*
> — *Вреда от нее много было, ссорилась со всеми, зелье под хаты подливала, закрутки вязала в жите...*
>
> Александр Куприн. Олеся (1898)

В одном из своих первых крупных произведений Куприн показал нравы проживающих в Полесье диковатых и суеверных крестьян, которые за посещение церкви избили «ведьму» Олесю, после чего «лесные колдуньи», уже изгнанные в свое время из деревни, вновь были вынуждены бежать из родного дома. Мы знаем, что подобное отношение к ведьмам было в Полесье даже в конце XIX века типичным, а суеверия крестьян совершенно дремучими:

Въ 1875 году па Полѣсьи мужики въ одномъ селѣ, по совѣту стариковъ и старосты, задумали испытать вѣдьмъ водою и просили помѣщика, чтобы онъ позволилъ «покупать бабъ» въ его прудѣ. Когда помѣщикъ отказалъ, всѣ женщины села были подвергнуты осмотру черезъ повивальную бабку, нѣтъ ли у которой изъ нихъ хвоста[1].

Старуху Мануйлиху Куприн нарочито показал адекватно народным представлениям: «Все черты бабы-яги, как ее изображает народный эпос, были налицо». И вред, наносимый этой «бабой-ягой», живущей после изгнания на болоте, тоже был типичным: «закрутки вязала в жите». Закрутки или заломы ржи, производимые ведьмами и колдунами, широко известны в народной культуре. Художник-передвижник Василий Максимов (1844–1911), хорошо знающий быт крестьян, запечатлел на своем полотне «Залом ржи» (1903, Николаевский художественный музей им. В. В. Верещагина) такого колдуна, портящего урожай, то есть, согласно народным представлениям, с помощью залома отнимающего у жита спорынью.

«Ведьмы» у Куприна действительно считали себя колдуньями — они также не могли не впитать народные представления о себе. Олеся говорит о бабушке: «Да, она, правда, колдунья». И с выражением «мрачной покорности своему таинственному предназначению» подтверждает, что ее душа принадлежит дьяволу: «Как же я посмею в церковь показаться, если уже от самого рождения моя душа продана *ему*». В этом смысле Амфитеатров справедливо отмечает, что ведьмы походили на своих гонителей — ведь они были продуктом той же самой народной культуры, пропитанной суевериями и магическими практиками:

---

[1] Амфитеатровъ, А. В. Старое въ новомъ. 1907. С. 8.

Засуха 1880 года едва не стоила жизни тремъ бабамъ деревни Пересадовки Херсонской губерніи. Ихъ сочли за колдуній, держащихъ дождь. Бѣдныхъ женщинъ насильно купали въ рѣкѣ, пока онѣ, чтобы спасти свою жизнь, не указали, гдѣ онѣ «спрятали дождь». Староста съ понятыми вошелъ въ показанную избу и въ печной трубѣ нашелъ замазанное «гнѣздо» съ двумя напильниками и запертымъ замкомъ. Находка доказываетъ, что вѣдьмы были не умнѣе своихъ гонителей, и, дѣйствительно, пробовали колдовать. Завязанный узелъ, запертый замокъ — старинный и повсемѣстный магическій символъ задержки плодородія: жатвы уничтожаютъ закрутомъ, браки дѣлаютъ безплодными, замыкая замокъ и забрасывая его, куда глаза глядятъ, съ извѣстнымъ колдовскимъ приговоромъ. Въ Польшѣ жгли старыхъ бабъ не только при засухахъ, но и когда придется — на всякій случай, чтобы застраховать себя отъ будущихъ засухъ и градобитій [2].

Что же такое колдовские закруты, о которых упоминают Куприн, Амфитеатров и сотни других авторов? Мы не найдем правильного ответа на этот вопрос в этнографических и фольклорных материалах. Точнее, те объяснения, которые присутствуют во множестве работ, таким ответом не являются. Не осознавая, чем была для крестьян спорынья, трудно понять, что такое закрутки, завитки или заломы. Различные исследователи видят лишь свой профильный аспект: представители естественных наук и аграрники уверены, что закрутки (закрута, завитка) – это просто очередное название спорыньи, такое же, как чертовы рожки или проклятый

---

[2] Амфитеатровъ, А. В. Старое въ новомъ. 1907. С. 8-9.

куколь[3]. Это совершенно верно, но вопрос «закрутов» в народной культуре выглядит несколько запутанней. Филологи и фольклористы, не обращая внимания на физическую спорынью как таковую, рассматривают только магические обряды с колдовскими «закрутками», суть которых могут только описать, но не объяснить. Спорынья для них «счастье», «удача», «прибыль», «сдвоенный колосок», а спорынья (рожки) — лишь эвфемизм («зерна ягеля», подсаженные О. Н. Трубачевым в словарь Фасмера).

В реальности дуализм народного восприятия закруток поначалу лежал в плоскости обычной симпатической магии. Длинные рожки спорыньи действительно часто изогнуты, закручены («крючки» по Далю), иногда вообще выглядят «завитыми» вокруг колоса, изначально это и называлось закруткой или завиткой. Ведьмы — то есть обычные деревенские знахарки и повитухи — собирали эти закрутки на полях (протаптывая тем самым «прожин» — он не во всех местностях подразумевался узким) для абортов и облегчения родов. Это основное, с древности известное действие спорыньи, давшее закруткам и другое название: «маточные рожки». Многовековое использование спорыньи как родовспомогательного средства в мистическом народном сознании закономерно стало ритуалом, и со временем люди стали делиться своими караваями с запеченной в них спорыньей даже с реками, чтобы помочь им «родить»:

Весна в этом году выдалась неверная и холодная. Даже в последних числах мая лед на Байкале не сломало. «Родами матушка мучится», — говорили посадские женщины, глядя с берега на вспученную, но бессильную скинуть лед Ангару,

---

[3] Труфанов, О. В. и др. Алкалоиды спорыньи. // Эксклюзивные технологии. 2009. № 6. С. 50.

и чтобы помочь реке, по суеверному обычаю, бросали в прибрежные полыньи хлебные караваи с запеченной в них спорыньей [4].

Существует широко распространенное представление, что «злые корчи» начинались только в голодные годы, когда крестьяне вынуждены были питаться хлебом из зараженной спорыньей муки, так как выбора у них в голодные годы просто не было. Такое мнение основано на ошибочной проекции рациональности на мистически настроенных крестьян прошлых веков. Серьезные эпидемии эрготизма не менее часто происходили именно в урожайные годы, поскольку такой урожай во влажный год после нескольких лет засухи как раз и оказывался сильно пораженным спорыньей (первый крестовый поход в своей «народной» части, например). Сейчас нам известно, что спорынья — яд, но тогда крестьяне этого не знали, да и знать не хотели. И если бы у них и был выбор, то большинство все равно предпочло бы хлеб со спорыньей. Зачем им лишать себя сакрального «сельского наркотика», вреда которого они не осознавали?

А заглянет вдруг какой-нибудь заезжий фольклорист — Максимов или Даль — и начнет удивленно допытываться у крестьян: за что они так вредную спорынью любят? Зачем в хлеб ее запекают? Крестьянин хитро прищурится и ответит: «хлеб от нее зело хорош» — что эти городские понимают? Даль так и запишет в свой знаменитый словарь: спорыш — зерно уродливое, в пище вредное, но квашня от него хорошо поднимается, поэтому и зовется спорыньей [5]. Максимов

---

[4] Григорьев, В. С. Григорий Шелехов. М.: Советский писатель, 1952. С. 573.

[5] Спорынья. // В. И. Даль. Толковый словарь живаго великорускаго языка. Ч. 4. М., 1866. С. 270.

подтвердит: спорынья «в пище ядовитая», но «некоторое количество ее в муке любят деревенские хозяйки за то, что от таких зерен хорошо подымается квашня, хорошо хлеб спорится (отсюда и ее название), то есть увеличивается объемом»[6]. А хлеб-то из муки с «крючками» поднимается обычно плохо, разваливается, крошится, а то и красным становится, и мясом пахнуть может, и селедкой — но не в этом его сила. Тогда это понимали не слишком хорошо, и даже окружной судебный врач Фабриц, писавший, что «спорынья представляет собой рѣзкое наркотическое средство»[7], имел в виду не совсем то, что мы подразумеваем сегодня.

Появление рожков на поле нередко свидетельствовало о большом урожае, поэтому спорынья в народной культуре начала ассоциироваться с плодородием.

Спорынья, по наблюденіямъ русскихъ крестьянъ, преимущественно развивается на хлѣбахъ въ годы урожайные, когда и рожь растетъ хорошо: Брицы — черные рожки (спорынья); когда житу годъ, и на ихъ родъ (Смолен. губ.).

Якъ есть в хлібі ріжки, будутъ и піріжки (Малор.)[8].

Спорыш (спорынья, споръ), который в виде кудрявого (проекция завиток?) человечка ходит по полю, стал в восточнославянской мифологии воплощением плодородия. Спорыш — это не бог, как считали кабинетные ученые XIX века, скорее воплощенный дух жатвы и урожая. Дух спорыньи, от которой «зерно вырастает втрое» (Даль). А сама спорынья, производившая в «удачные»

---

[6] Максимов, С. Куль хлеба и его похождения (1873), репринт. М.: Терра, 1996. С. 107.

[7] Fabrice, H. Ученіе объ изгнаніи плода и дѣтоубійствѣ. 1906. С. 42.

[8] Ермоловъ, А. С. Народная сельскохозяйственная мудрость въ пословицахъ, поговоркахъ и примѣтахъ. 1905. С. 291.

годы определенный состав алкалоидов, стала явлением сакральным — хлеб с запеченными «зернами чернушки» наполнял иногда крестьянина чувством эйфории и давал возможность лично побеседовать с Богом и с любимыми святыми (или встретить дьявола — в зависимости от «установки» и «обстановки»). То, что потом это заканчивалось злой корчей или отвалившимися членами, крестьяне с хлебом никак не связывали.

«Вынимывать спорынью» из хлеба стало представляться страшным грехом ведьм и занятием сказочной Бабы-яги в частности. Баба-яга — олицетворение болезни (язя, яза, ѣза) и наглядное воплощение страданий от эрготизма (костяная нога), но причиной болезни полагалась вовсе не спорынья, а украденный хлеб (отнимание спорыньи). Спорынья стала синонимом урожая, счастья и удачи. Как в восточнославянской жнивной песне о добром урожае: «Как на ниве Спорынья? – Всё ужиниста была, эко диво, эко диво, всё ужиниста была!». Спорынья стала живой и поселилась в домах. Именно об этом говорит «странный» эпиграф к книге, однако с фольклорной точки зрения он вполне адекватен, составители ничего лишнего не придумали (они просто знают только один аспект Спорыньи) — такой ее видел народ.

Но крестьяне стали также замечать, что после появления на полях множества закруток деревню нередко охватывал страшный мор. Многие сгорали от ужасного внутреннего огня (что могло отразиться в фольклоре — например, прилетел Змей Горыныч и деревню пожег). Такое несчастье происходило далеко не всегда, поскольку жаркая погода летом резко уменьшает количество алкалоидов в спорынье, и тогда мора зачастую не случается, даже если спорыньи в урожае значительно больше, чем обычно (согласно опытам венгерских исследователей, повышение температуры всего на три градуса может уменьшить процент алкалоидов в рожках спорыньи почти вдвое [9]. Поэтому проследить причину «моровой язвы» крестьянам было трудно. Да и обвинить сакральную спорынью в болезни они обычно просто не могли. Зато, заметив на поле очередную повитуху, собирающую необходимую ей спорынью, легко могли списать порчу и язву на нее. Соответственно, «ведьм» стали обвинять в том, что они, собирая на поле закрутки и «отнимая спорынью» у хорошего урожая, насылают на деревню голод и болезни. Иногда ведьм за такую наведенную порчу сжигали, как случилось в 1410 году с двенадцатью «вещими женками» в Пскове после эпидемии коркоты (эрготизма). Или в селе Обуховка в 1745 году, где сожгли женщину, потому что на поле стали появляться закрутки, и крестьяне посчитали, что именно потому подохло много коней (и в этой части своих рассуждений были правы).

Ситуация начала становиться запутанной для крестьянского восприятия, но запрограммированной в своем развитии. Фактически можно различать четыре вида закруток: спорынья непосредственно, последствия ее сбора, закрутка для вызова спорыньи (могла иметь две противоположных цели — вернуть спорынью на поле для спорыньи-счастья или для спорыньи-отравы; и то и другое — симпатическая магия) и ритуальная закрутка (порча, «черная» магия без понимания смысла действия). Закрутки, завитка, спорынья — синонимы в первом значении. Во втором значении: спорынья — плодородие, счастье, удача; закрутка и завитка — магический ритуал, залом.

---

[9] Kren, V. Cvaka, L. Ergot: the genus Claviceps. Medicinal and aromatic plants, vol. 6. CRC Press, 1999. p. 305.

Изначально залом и «закрутки» появлялись просто как результат сбора закруток на поле (сложно оторвать закрутку, не повредив колос). Появились закрутки — крестьяне радуются: хороший уродился хлеб (спорый). Заметили повитуху, собирающую закрутки — насторожились (урожай отнимает, саму священную суть его, спорынью). Поели хлеба нового урожая — умерли. Те, кто выжил — повитуху сожгли. В другой год увидели закрученные и заломанные колосья — значит, опять ведьма на поле была, закрутки собирала. Поели хлеб — умерли. Те, кто выжил — ведьму обнаружили и сожгли. Опасными стали считаться не сами закрутки, а последствия сбора их знахарками (детьми, любящими есть рожки, наркоманами, стремящимися собрать свежий урожай «счастья» вперед соседей, пока он есть, иначе нечего будет в хлеб запекать) — заломы и «закрутки». И сбоя логики у крестьян тут почти нет: есть «закрутки» на поле — люди болеют и умирают. Нет «закруток» на поле — не ходят там ведьмы (ведуньи, знахарки и прочие сборщики), не закручивают колосья, ибо нет в этот год закруток в урожае, собирать нечего — никто и не болеет. В иной год и знахарки не нужны — проползет по полю условная «двига», привлеченная спорыньёй, оставит узкий прожин — можно хватать в деревне любую подозрительную бабу и жечь.

В некоторых местностях спорынье не удалось полностью сакрализоваться — часто урождалась с минимумом галлюциногенных алкалоидов. Только хлеб портила: он и в печи не поднимается, и разваливается, и Никола Угодник в гости не приходит, и ангелы не поют, и настроение после съеденного каравая до небес не взлетает — никакого толку нет, никакой *спорыньи от такой спорыньи*. Но болезнь-то никуда не делась, злую корчу любая спорынья вызывает, и в появлении на поле обычных закруток тоже стали винить ведьм. А дальше уже закономерно должны были появиться «настоящие» ведьмы, которые, с детства впитав народные представления, уверовали в реальность наведения порчи с помощью «закруток», и стали закручивать жито именно для этого — сначала «вызывая» реальные закрутки симпатической магией, затем уже просто исполняя «черный» ритуал, не понимая даже и его смысла, но в любом случае искренне веря, что могут таким образом навредить чем-то обидевшим их соседям. А в областях с сакральной спорыньей «ведьмы» могли надеяться заодно переманить урожай (спорынью) от соседей к себе. И таких «ведьм» продолжат либо сжигать за порчу, либо уже будут подавать на них в суд.

Историк Катерина Диса, проанализировав 198 связанных с чарами дел в украинских воеводствах, написала работу на основе этих архивных материалов. В данных материалах влияние закруток видно наглядно:

> На Левобережной Украине чародейством часто объясняли так называемые закрутки на полях. Найти такую закрутку на своем поле было плохим, зловещим знаком. Считалось, что их завязывают ведьмы для вреда владельцам нивы, а развязать, точнее вырвать колосья с закруткой, мог только тот, кто завязал, или же опытный знахарь. Если это делал человек без соответствующих магических способностей и знания, то после окончания жатвы ожидали великого бедствия и неприятностей: прежде всего верили, что заболеют горе-волшебник и те, кто ел хлеб из этого поля. В 1785 году люди в селе Гатуровка неожиданно заболели какой-то загадочной болезнью: сначала у них отнялись руки и ноги, а потом восемь человек умерло.

В рапорте киевскому наместнику было указано, что причиной болезни и смерти стали чары. Среди жертв непонятной недуга была семья Василия Чорнодида, который имел славу колдуна. Как выяснилось, на поле нашли закрутку и Василий заявил, что может ее «ликвидировать», потому что у него есть для этого соответствующая сила. Но когда с той нивы собрали урожай и Васильева семья поела хлеба из нового зерна, все одновременно заболели. А Василий будто сказал односельчанам, что уже ни он, ни его семья не выздоровеют, и они действительно умерли. Вроде бы из-за этой закрутки погибла и семья Ивана Будила. Тела осмотрел образованный врач и объявил, что люди умерли от загадочной болезни, которую он не может классифицировать. Во всех этих документах зачарованность представлена как специфическая болезнь — неожиданная, тяжелая и часто смертельная. К сожалению, не везде есть описание ее симптомов, но несколько более подробных источников мы все-таки имеем. Скажем, в 1700 году у зачарованного Костя Лободзинского из Каменца была специфическая боль, будто он весь пылает изнутри[10].

Описание не оставляет поводов для сомнений, от какой именно «зачарованности» умирали сельские жители. К тому же мы знаем, что как раз в указанном 1785 году по Украине (и одновременно по Европе) действительно прокатилась большая эпидемия эрготизма. Некоторым врачам причина заболевания стала понятна и тогда. Упомянутая «загадочная болезнь» в 1785–1786 гг.

---

[10] Диса, К. Історія з відьмами. Суди про чари в українських воєводствах Речі Посполитої XVII–XVIII століття. Київ, 2008. С. 192-193.

охватила также Овидиополь и Хаджибей (Одессу) и была описана штаб-лекарем Остерского уезда Киевского наместничества Яковом Стефановичем-Донцовым. Лекарь представил в 1786 году в медицинскую коллегию сочинение «Примечание о неслыханных и редко бываемых болезнях от употребления неспелого с рожками хлеба», в котором вновь (исследования Шобера были к тому времени давно забыты, гангренозная форма в России проявлялась реже, а злая корча воспринималась как другая болезнь) правильно определил этиологию заболевания. Но коллегия поначалу отнеслась к выводам лекаря об отравлении спорыньей недоверчиво (хотя на рожки указывали и другие полковые лекари). Лишь в 1797 году дополненный вариант работы под названием «Описание о перемежающихся корчах в Малой России 1785 и 1786 годов бывших, от которых члены почернев отпадают» был напечатан, а Стефановичу-Донцову присуждена степень доктора медицины [11].

Кроме порчи погоды и скота, ведьме может приписываться порча полей, здоровья, людей. Обычно ведьма «портит» поле, делая «заломы и закрутки»: заламывая и связывая, скручивая стебли, прижимая колосья к земле, она «связывает плодородие», препятствует созреванию злаков и губит урожай. По поверьям, если ведьма делает в поле залом или прожин, пережин (прожинает полосу), то нечистая сила начинает таскать зерна с этого поля в закрома ведьмы (Яросл., Тульск., Орл. и др.). «От пережина жнива черненькая делается, — рассказывали владимирские крестьяне, — пережины бывают

---

[11] Палкин, Б. Н. Русские госпитальные школы XVIII века и их воспитанники. М.: Медгиз, 1959. С. 138.

в концѣ цвѣта ржи. Поэтому, подходя жать, подмѣчали, нет ли на полосе «спаленных колосьев»[12].

Здесь уже видно, что крестьяне (защищая спорынью или уже просто путая) стали приписывать ведьмам поражение поля другими вредителями: «черненькая жнива», «спаленные колосья» — это, очевидно, головня. И вот она, действительно, губит урожай. То есть, как и ведьмы — отнимает от урожая спорынью.

Отнять у хлѣба спорынью значитъ: отнять, уничтожить урожай и произвести голодъ. Такое дѣйствіе естественно стало представляться самымъ ужаснымъ грѣхомъ. На Украйнѣ до сихъ поръ вѣрятъ, что вѣдьма можетъ задерживать дожди и производить неурожай. Какое пространство земли въ силахъ она обнять своимъ взоромъ, на такое можетъ наслать голодъ и моръ, на такомъ пространствѣ можетъ отнять у коровъ молоко: сближеніе многозначительное! Съ отнятіемъ у хлѣба стихъ тѣсно связываетъ преданіе о заломѣ ржи. Въ южной Россіи передъ жатвою женщины съ пѣснями отправляются въ поле; одна изъ нихъ, взявши горсть колосьевъ на корнѣ, завиваетъ ихъ узломъ и перегибаетъ или заламываетъ ихъ, при чемъ другія поютъ пѣсню на завиваніе вѣнковъ. Послѣ этого уже рука лиходѣя и колдуна не можетъ испортить хлѣба[13].

Мор и пропажу молока у коров Афанасьев называет «многозначительным сближением» не потому, что он догадывался о реальной причине: молоко у коров

---

[12] Власова, М.Н. Русские суеверия. Азбука, 2000. С. 68.

[13] Аѳанасьевъ, А. Н. Вѣдунъ и вѣдьма. // Комета. Учено-литературный альманахъ. М., 1851. С. 144.

пропадало от той же спорыньи, производные алкалоидов которой тормозят секрецию гормона пролактина, нарушая лактацию. Но первые диссертации на тему влияния спорыньи на лактацию появятся в России только двумя десятилетиями позже, да и саму спорынью Афанасьев понимал не буквально. Поэтому ему пришлось в другой книге фантазировать, притягивая за уши очередные «ягели»: «Сопоставленіе рядомъ отнятія у коровъ молока, а у хлѣба спорыньи звучитъ, какъ отголосокъ глубокой старины, которая подъ молокомъ разумѣла плодородящіе дожди»[14]. А в «завивании венков» из колосьев можно увидеть обычное проявление симпатической (гомеопатической) народной магии. Если закруток (спорыньи) в поле нет, то их можно призвать магически, то есть подобием. И заблаговременно защитить от закруток «злых» колдунов. Или наоборот — в разных областях крестьяне могли иметь противоположное объяснение ритуала. Где-то могли и от спорыньи защищаться таким магическим образом (там, где понимали ее вред). В других же местах «закрутки» (не непосредственно спорынья, а «колдовская закрутка», «завиток», залом) стали считаться действиями «злых» ведьм и колдунов, которые таким образом хотят лишить урожай спорыньи. Поэтому магическим противодействие этим «закруткам» будет, соответственно, их «раскрутка» или «развод». Такой «залом или закрут хлеба на корню» Владимир Даль считал обычным суеверием о злом знахаре:

> Злой знахарь берет в руку горсть стеблей хлебных и, произнося заклятие на хозяина этой нивы, ломает хлеб в правую сторону,

---

[14] Аѳанасьевъ, А. Н. Поэтическія воззрѣнія сдавянъ на природу. Т. 3. 1869. С. 502.

а закручивает его в левую. Обычно в самом узле залома находят немного золы, которая берется из печи того же хозяина. Иногда под закрут кладут, кроме золы, также соль, землю с кладбища, яичную скорлупу, распаренные хлебные зерна, уголь. Закрут может быть разведен только хорошим знахарем. В противном случае хозяина нивы постигнет всякое бедствие: домовины вымрут, дом сгорит, скот падет и прочее. В особенности опасно сорвать или скосить закрут, если его во время недосмотрят и это сделается, то беда неотвратима[15].

Даль обращает внимание на то, что «эту штуку злого знахаря, делаемую из мести, не должно смешивать с заломом травы, для заговора червей» (нет, вышеописанная двига здесь ни при чем). Залом жита — это та же «закрутка» (только колосья еще и сломаны), но это слово не имеет двойного значения (в отличие от спорыньи, завитки, закрутки). Если речь идет о заломе, то именно о колдовском, как в 1666 году, когда мельник подал в суд «на какую-то Арину, что она якобы „умѣла зъ своего знахарства жита заламоваты", и называлъ ее вѣдьмою»[16]. В некоторых областях залом стал считаться сильнее «закрутки».

С закрутками также связан ряд ритуалов с куклами (изначально — просто другое название магической закрутки в некоторых областях: «То же колдовство, въ орлов., называется куклы: это тоже колосья ржи или овса, особеннымъ образомъ завязанные съ лѣвой

---

[15] Даль, В. О повѣрьях, суевѣриях и предразсудкахъ русского народа. Литера, 1994. С. 65.

[16] Гальковскій, Н. М. Борьба христіанства съ остатками язычества въ Древней Руси. 1916. С. 209.

руки на правую; они дѣлаются колдунами на чью-нибудь голову, или на чей-нибудь скотъ или хлѣбъ: кто сниметъ куклу, тотъ будто бы умретъ»[17]). В Псковской губернии из спорышей делали куклу-спорынью. Из них же сплетали «бороду», посвященную святым Косме и Дамиану (скорее все же случайное совпадение со святыми, и без того связанными со спорыньей[18]). Завивание бород отразилось в жнивных песнях:
К числу «бородных» относятся и песни о «спорыше (спорынье)», исполняемые после завивания последних колосьев:
Усё лета спарыня
З намі на нівушке была
А сягоння спарыня
Мы сарвалі з карня[19].

Спорыш здесь обычно трактуется фольклористами как «сдвоенный колос» — спорынью попытались нагрузить третьим значением. То ли исследователи сильно оторвались от народа, то ли народ и в самом деле уже забыл, для чего сажали в поле спорынью, и создал карго-ритуал, но известный этнограф Зеленин так и записал: «Как правило, к высеваемым семенам добавляют в магических целях „особое" зерно... Далее добавляют зерна так называемого спорыша (иначе – спорыньи́, жи́тная ма́тка), то есть стеблей ржи или пшеницы с двумя или с большим количеством колосьев»[20].

---

[17] Буслаевъ, Ө. Историческіе очерки русской народной словесности и искусства. Томъ 1: Русская народная поэзія. 1861. С. 195.

[18] Nemes, C. N. Goerig, M. Traces of ergotism and pictures of human suffering in the medieval fine arts. // The History of Anesthesia. Elsevier, 2002.

[19] Толстой, Н.И. Агапкина, Т. А. Славянские древности: Том 2 (Д-К). МО, 1999. С. 223.

[20] Зеленин, Д.К. Восточнославянская этнография. 1991. С. 56.

Однако можно предположить, что «сдвоенный колос» означал колос «сдвоенной природы» — колос со спорыньей. Дело в том, что на Урале и в Украине уже давно понимали: спорынья по своей природе чужеродна ржи. Поэтому рожки спорыньи называли «кукушками», что можно увидеть в любой энциклопедии XIX века [21]. А это к тому же дает нам повод присмотреться более внимательно и к другому обряду, с вышеописанными, по мнению фольклористов, не связанным — похоронам кукушки. Обряд сопровождался похоронным шествием, оплакиванием кукушки. «Кукушка» — это антропоморфная ритуальная кукла (закрутка) из растительного материала. Согласно брянскому фольклору, хоронили ее во ржи: «прячем кукушечку, заносим в рожь и прячем ее там, закапываем» [22]. Чем этот ритуал мог быть изначально, до того как его смысл был утерян за давностью лет?

Параллельно с магическими закрутками продолжали существовать и изначальные (рожки спорыньи), но в некоторых областях считалось, что их тоже насылают колдуны (где описываются закрутки-рожки, а где магические закрутки — определить не всегда просто):

> В средние века в Украине существовало поверье, будто бы ведьмы и колдуны портят урожай, делая «закрутки» на колосьях. Крестьяне также знали, что тот, кто осмелится собрать зерно с «околдованного» поля, обречен на скорую гибель. Понимание опасности употребления в пищу «закруток» (рожков спорыньи) является весьма прогрессивным для того времени. Одно

---

[21] Реальная энциклопедія медицинскихъ наукъ. / Eulenburg, A. Афанасьевъ, М. Т. 9. 1893. С. 700 (см. Российская фармокопея, ч. 1. С.: 1866. С. 418).

[22] Журавлева, Е.А. Похороны кукушки. ЖС. 1994. С. 32-33.

из первых упоминаний о заражении злаков спорыньей в Украине датируется 1627 г., когда некто Ясько Кошин подал в суд на своего соседа Юхима Любичанина, который, якобы, различными способами пытался околдовать его, в том числе делал «закрутки» на колосьях ржи. В 1765 г. житель с. Годуновки Алексей Литвин обнаружил «закрутки» на ржи на своем поле. Испугавшись проклятия, он хотел было отказаться от уборки урожая, но, во избежание голодной смерти своей семьи, решил обратиться за помощью к жительнице соседнего села Мотре, которую считали специалистом по «раскручиванию» «закруток». Однако умение Мотри оказалось неэффективным. Отведав свежеиспеченного ржаного хлеба, родственники Алексея заболели, а дети погибли [23].

В данном случае видно появление «антиведьм» — специалистов по «раскручиванию» закруток. В этом варианте суеверия магические закрутки — зло, но и бороться с ними необходимо теми же закрутками (или раскрутками). Имело значение, в какую сторону (с какой руки) закручивать. Залом же можно было сжечь. Для этого заломанные колосья замазывали в печь или подвешивали в печной трубе, чтобы изготовитель залома был сожжен жаром и иссушен дымом — симпатическая магия пошла на второй круг. Подобный подход стали практиковать те же ведьмы и колдуны, а также священники: «Уничтожить залом мог колдун, сжигавший его или топивший. Приглашали для этой цели и священников, служивших в поле молебны» [24].

---

[23] Труфанов, 2009, 50.

[24] Власова, 2000, 68.

Но для появления «антиведьм» нужен спрос на их услуги, а это значит, что отношение к сакральной спорынье постепенно меняется. Общество готовится спонтанно разделиться на два лагеря — традиционных наркоманов и тех, кто вред спорыньи начнет осознавать. Это еще не явно заметно, ведь уничтожающий залом колдун борется против «злой» ведьмы, которая этот залом или «закрут» сотворила для «отнятия спорыньи» у хлеба. Таким образом «добрый» колдун или священник, наоборот, «возвращают спорынью» урожаю. То есть на магическом плане поддерживают наркотизацию населения. А в реальности, вместо того, чтобы обратиться за помощью к властям по обмену ядовитой ржи на хорошую (в XIX веке власти этим занимались во время эпидемий, хотя и с сомнительным эффектом), за небольшую мзду проводит бессмысленный ритуал, чем способствуют вымиранию своих односельчан или своей паствы. Впрочем, если на поле обнаруживалась закрутка, а по близости не находилось священника или колдуна, то всегда можно было отворожить зловредную ведьму истинно народным, хотя и не слишком магическим методом:

> Не менѣе важный вредъ хлѣбу, по общему предразсудку, причиняли такъ называемые завитки (клочекъ ржи среди нивы, скрученный въ узелъ). Такъ, напримѣръ, въ 1723 году въ селѣ Мошкахъ, около Овруча, дворявки Люба и Анастасія Мошковскія заподозрѣны были своимъ односельцемъ, дворяниномъ Ильею Духовскимъ, въ томъ, что онѣ занимаются чародѣйствомъ и дѣлаютъ завитки. Когда же завитка оказалась на нивѣ Никона Мошковска-го, то Духовскій взялся отворожить ее и, съ этою цѣлью, встрѣтивъ Любу Мошковскую, ударилъ

ее въ грудь на-отмашь такъ сильно, что опрокинулъ ее ударомъ на землю [25].

Заметим, что эти завитки в Овруче (Житомирская область нынешней Украины) в данном случае появились в 1723 году, на следующий год после эпидемии эрготизма во время персидского похода Петра I и одновременной эпидемии в Европе. Участники этнографической экспедиции конца XIX века, которые приводят данную запись из Овручской городской книги, считают эти завитки априорно колдовскими, хотя о каких именно завитках шла речь, определить невозможно (судя по году, о вполне «натуральных»). В этом же XIX веке наступает перелом, когда в народном сознании «спорынья-счастье» и «спорынья-рожки» начинают разделяться — наблюдения за частыми эпидемиями и постоянная разъяснительная работа властей и врачей все-таки вырабатывает у крестьян некоторых деревень (но далеко не всех, по разному в различных регионах) понимание опасности спорыньи. Правда, уничтожать такой урожай крестьяне все равно бы не стали, они могли только пытаться продать его в соседнюю деревню или в город, так что отравленное зерно в любом случае всегда находило свои жертвы:

...въ 1885 и 1886 годахъ я наблюдалъ отдѣльные случаи заболѣванія рафаніею, на которую приходится смотрѣть, какъ на болѣзнь, свойственную этой мѣстности; и дѣйствительно, крестьяне знакомы издавна съ этою болѣзнью, хорошо знаютъ причину ея и какъ только замѣчаютъ

---

[25] См. книгу Овручскую гродскую, № 3227, листъ 556, цит. по Труды этнографическо-статистической экспедиціи въ западно-русскій край. Т. 1. вып. 2. Петербургъ, 1877. С. 347-348

обильный урожай спорыньи, то стараются поскорѣе сбыть хлѣбъ въ видѣ муки на сторону, между прочимъ также и въ Кіевъ, какъ ближайший крупный рынокъ; такъ, въ 1880 году въ Кіевѣ наблюдалась рафанія, обязанная своимъ появленіемъ сбыту хлѣба съ спорыньей изъ с. Вишенки, остерскаго уѣзда[26].

На Ярославщине даже при обезвреживании залома урожай уже считался испорченным, и его не брали для домашнего употребления, а старались сбыть на сторону. И это было со стороны крестьян разумно — такой урожай опасен (моральный аспект действия «накорми ядом соседа» нас тут не интересует — да и не изменилось с тех пор ничего, только метод теперь чаще действует на уровне стран, а не отдельных деревень). Насколько хорошо эта опасность осознавалась крестьянами, а насколько это действие (когда-то кем-то логично предложенное) уже стало ритуалом — другой вопрос (любая рациональная мысль в архаичном обществе обречена выродиться в ритуал или стать частью культа).

Колдовские закрутки (уже почти потерявшие в народном сознании связь со спорыньей) часто упоминаются в художественной литературе. Что они изначально обозначали, никто уже давно не понимает. Писатель Владимир Короленко родился в Житомире и хорошо знал о распространенных (особенно в Полесье) колдовских «закрутах», он упоминал о них в рассказе «Глушь», где православный священник отец Ферапонт развязывает «закруты» на хлебной ниве, ничуть не смущаясь исполнением этого «языческого»

---

[26] Протоколы общихъ собраній за 1892 годъ // Записки Кіевскаго Общества Естествоиспытателей, Томъ XIII. тип. Имп. ун-та, 1894. С. XXXII.

обряда — обряда, который сам же охарактеризовал как «плод суеверия и невежества». В рассказе Короленко «В дурном обществе» тем же занимается колдун Тыбурций:

> Вследствие окружавшей Тыбурция тайны, в числе других профессий ему приписывали также отличные сведения по части колдовского искусства. Если на полях, примыкавших волнующимся морем к последним лачугам предместья, появлялись вдруг колдовские «закруты», то никто не мог вырвать их с большею безопасностью для себя и жнецов, как пан Тыбурций[27].

При этом реального физического действия закруток Короленко не знал. И когда столкнулся с неким загадочным явлением в глухой вятской деревне — предположить, что же именно случилось, не смог. Зато классик литературы оставил нам описание того, что мы вполне можем посчитать эрготинным психозом.

---

[27] Короленко, В. Г. Собрание сочинений, Т. 2. 1953. С. 20.

Глава 6

Трагедия лесной глуши

> — Это превосходит мое искусство, — сказал доктор Спорынья, выпрямившись после долгого и молчаливого прослушивания пульса.
>
> *Джеймс Фенимор Купер. Долина Виш Тон Виш (1829)*

Российская просвещенная публика XIX века, взахлеб зачитывающаяся романами Джеймса Фенимора Купера, так и не узнала, что среди его героев есть не только Чингачгуки Большие змеи, Длинные Карабины и Кожаные Чулки, но и Доктор Спорынья (роман «Долина Виш Тон Виш» переведен тогда не был). В XIX веке баночки со спорыньей продавалась во всех аптеках, лекарство широко рекламировалось врачами. Если бы Купер писал свои романы в XX веке, то это бы был Доктор Аспирин. Явно сатирический персонаж «добрейший доктор Спорынья», возникающий во второй части романа и действующий «с находчивостью, столь часто практикуемой в благословенных заведениях, упомянутых нами, когда логика не управляет практикой, а подлаживается под нее», вполне вписывается в ряд других невежественных эскулапов Купера.

Впрочем, методы лечения, практикуемые реальными, а не сатирическими врачами XIX века, с современной точки зрения отличались не сильно. Отравившихся спорыньей крестьян лечили в лучшем случае небольшими кровопусканиями, приставлением пиявок и настойкой бузинных цветов[1]. Поэтому писатель Короленко, пытающийся вылечить заболевшего касторовым маслом (с сожалением, что у него не нашлось под рукой хинина) — это далеко не худший вариант.

Весной 1879 года по подозрению в революционной деятельности Короленко был выслан в Глазов Вятской губернии. Позже он попадает в почти отрезанную от внешнего мира русско-пермскую деревню Березовские Починки (ныне — деревня Ванино) на северо-восточной окраине Глазовского уезда. Там Короленко сталкивается с коллективным психозом местных жителей. Семья в деревне «видит» таинственную «лихоманку», которая якобы приходит искушать Якова и не дает ему спать с собственной женой. Причем это не единственная семья в деревне, куда повадилась ходить лихоманка. «В увлекательной правдивой картине описывает Короленко проявление деревенского коллективного психоза, трагедию лесной глуши. Эта глава является одним из лучших созданий Короленко», — так в 1922 году охарактеризовал этот сюжет, вошедший в «Историю моего современника», саратовский этнограф и фольклорист профессор Борис Соколов[2].

Слышит приход «лихоманки» вся семья, чему Короленко не верит. «Ты вот баешь, Володимер, будто нет

---

[1] Ясюковичъ. Описаніе эпидемической болѣзни (Rafania) // Военно-медицинскій журналъ. ч. 5. № 2. 1825. С. 153.

[2] Соколов, Б. Предсмертное творение В. Г. Короленко // Культура, № 2-3, 1922.

ее… Напрасно… Да ведь не один Яков, все мы ее слышим». Жена Якова рыдает в истерике: «„А это он с нею, с проклятущею, спутался"… И опять взрыв истерического плача заглушил ее слова, прорываясь порой почти кликушескими восклицаниями». Старуха пытается Короленко убедить:

> Ее большие глаза смотрели на меня пристально и неподвижно, но голос был ровен, точно она рассказывает самые обыкновенные вещи…
>
> — Потом, слышь, скрыпнет дверью, входит в избу… Потом на полати полезет, подваливатся к Якову…
>
> — Да что вы мне рассказываете!.. — крикнул я невольно.
>
> — Истинная правда — вот те крест. Потом, слышим, начинает он ее целовать… И дверь пробовали запирать… Ей ничего, и запор не берет. И слышь — не видно никого, а только слышно… Кого хошь спроси.
>
> В это время Ефим слез с печи и подошел к нам. Поражавшее меня в его лице выражение угнетенности и скорби теперь было особенно сильно. Темно-синие детские глаза глядели с наивной трогательной печалью.
>
> — Верно, — подтвердил он. — И я чую… Да не то что я — все чуют, вся семья.
>
> Мне осталось только предположить, что вся эта семья переживает то, что мы по-книжному называем коллективной галлюцинацией[3].

Заканчивается история смертью Якова при живописных плясках с серпами и ножами:

---

[3] здесь и далее цит. по Короленко В. Г. Собрание сочинений, Том 8. Правда, 1953. С. 55-57.

Вдруг Яков выпустил мою руку и весь рванулся.
— Вот она, пришла за мной!.. — крикнул он испуганным и диким голосом.

Я невольно оглянулся и вздрогнул. За мной стояла женская фигура, рисуясь на светлом фоне резко очерченным силуэтом. Я не сразу узнал Алену, подошедшую тихо к постели. Старуха тоже кинулась к сыну.

— Что ты, что ты! Ай не узнал родную жену...
Но глаза Якова стали совершенно безумными. Он, видимо, ничего уже не понимал и был весь во власти завладевшего им образа. Лицо его исказилось. Скошенные глаза блуждали и сверкали белками. Сильно рванувшись, он протянул руку к косе, но я сразу уперся руками в его плечи, отвалил его на подушку и старался держать его в этом положении.

— Зарублю... посеку... — бормотал он сквозь стиснутые зубы.

Я напрягал все силы, понимая, что если безумный овладеет косой, то может произойти какое-нибудь страшное дело. Между нами началась борьба. Я все время налегал на его плечи, не давая ему подняться. Он шарил руками кругом, стараясь захватить со стены серп или косу. Я хотел сказать кому-нибудь, чтобы убрали косу, но, оглянувшись, увидел себя в центре какого-то повального безумия. В избе водворился настоящий шабаш. Все члены семьи, особенно женщины, похватав заготовленные в стенах орудия, размахивали ими как сумасшедшие в надежде убить невидимую «лихоманку». Даже девушка-подросток, сверкая в иступлении своими черными глазами на побледневшем лице, вертелась на середине избы, размахивая серпом. Только старуха мать, видимо, не потеряла головы и могла еще рассуждать. Я увидел ее около себя: она тоже держала в руке большой нож-косарь и колола им в воздухе с таким расчетом, чтобы ранить лихоманку, когда она захочет навалиться на Якова. Лицо ее было скорбно, но спокойно, как у человека, сосредоточившего внимание на одной трудной задаче. Старик сидел беспомощно на лавке, килачи забились в угол у печки.

Мне удалось совершенно овладеть Яковом, и я чувствовал, что не дам ему подняться. Глаза его теперь смотрели как-то покорно и неподвижно...

— Пришла, пришла!..

Этот крик вырвался у Ефимихи сосредоточенно и печально, и она стала колоть и рубить воздух у самых ног Якова. Ей на помощь кинулась Алена с искаженным злобой лицом.

— Что вы, безумные! — крикнул я. — Видите: больной успокаивается.

— Ай ты не видишь, Володимер? — прозвучал надо мной печальный голос матери.

Я взглянул пристально в лицо Якова, и дрожь прошла у меня по телу. Глаза его уставились в пространство с странным выражением истомы и безнадежности. Все тело ритмически двигалось под моими руками, из груди вылетали такие же ритмические, прерывистые вздохи... Он походил на человека в любовном экстазе.

Я все еще растерянно держал его за плечи и почувствовал, что рубашка его стала вся мокрая. Он сделал еще несколько движений, все слабее и слабее...

— Ну вот ему лучше, — сказал я.
— Кончается, — сказала мать.
Что это она говорит?.. Не может быть. Это безумие, подумал я, но через некоторое время заметил, что, пылавшее прежде жаром, тело Якова начинает холодеть у меня в руках. Лицо его странно и быстро успокаивалось, и через некоторое время на него точно кто накинул покров полного спокойствия…
Я взял его за руку. Она была холодна…
Алена завыла.

Обычно такие психозы трудно связать с каким-нибудь внешним фактором, хотя подобное «набрасывание с топором» вследствие эрготизма было зафиксировано в следственных делах XIX века[4]. Однако в случае вышеописанного рассказа Короленко мы имеем несколько подсказок. Психоз произошел в русско-пермяцких Березовских Починках, а отношение пермяков к спорынье всегда было сугубо положительным, в ее вред они совершенно не верили. То есть очищать от нее хлеб им бы и в голову не пришло: спорынья оставалась в XIX веке для них сакральной, даже при переезде в новый дом существовали обряды сохранения спорыньи, чтобы уезжающие не забрали ее с собой:

> Остающаяся семья, боясь, чтобы спорина въ хлѣбѣ и во всемъ другомъ не перешла въ новый домъ, принимаетъ для этого свои предупредительныя мѣры: она надѣваетъ на себя шубы, предварительно вывернувъ ихъ наружу шерстью; на руки одѣваютъ теплыя шубницы (рукавицы), а на голову шапку. Разряженная такимъ образомъ семья сидитъ на лавкахъ

---

[4] Русскіе уголовные процессы. Казуистика душевныхъ болѣзней. / изданіе Любавскаго А. Д. Санкт-Петербургъ, 1867. Томъ III. С. 110-113.

и не встаетъ съ нихъ, пока выселяющіеся не выселятся совсѣмъ [5].

Естественно, та же спорынья использовалась для абортов — «не только дѣвушками, но и тѣми бабами, которымъ надоело рожать». Пресловутые «зерна чернушки» пермяки употребляли в любом виде: «Въ почетѣ также спорынья. Ее ѣдятъ прямо въ зернѣ или же толкугъ и пьютъ въ видѣ порошка. Въ послѣднемъ случаѣ чаще всего ее пьютъ въ брагѣ» [6]. Разницы между спорыньей и «спорыньей» в мистическом сознании не существует. Результаты сохранения «спорыньи в доме и в хлебе» были соответствующие — в конце того же XIX века «Русские ведомости» писали:

> В Соликамский уезд земством были командированы два агронома для организации мер борьбы против распространившейся среди местного населения «злой корчи», вызываемой употреблением в пищу ржаного хлеба с примесью спорыньи. Из донесений этих лиц видно, что они натолкнулись на совершенно новые препятствия к успешному ведению борьбы, являющийся продуктом невежества пермяков-инородцев: последние решительно не хотят признавать спорынью за причину бедствия; спорынья, по их словам, никому не вредит, а напротив, от нее хлеб делается белее и лучше; болеют, — говорят пермяки, — только от краденного хлеба; кто украл хлеб и поел его, того непременно «скорчит» [7].

В Березовские починки Короленко попал осенью, в самом конце октября, в январе он уже оттуда уедет

---

[5] Яновичъ, В. М. Пермяки: этнографическій очеркъ. СПб., 1903. С. 50-51

[6] Ibid, 104.

[7] Русские ведомости, 1895. 2 декабря. № 333.

(то есть в самое время для проявления максимума действия «волшебного хлеба»). Лихоманка, по словам Якова, «пришла к нему и запретила жить с женой» за три месяца до описываемых событий, то есть сразу после уборки урожая. Эпидемии «злой корчи» в 1879 году шли одновременно в Германии и в России[8], в то же время психические эпидемии (по Чижевскому) шли в Тоскане и в Ирландии, годом раньше — эпидемии бесоодержимости в Ундине и Вециньи. И мы имеем прямую подсказку от Короленко, который логично заинтересовался, что же именно ел Яков до приступа (хотя никаких выводов из ответа не сделал):

— А чем кормили Якова? — спросил я.

— Да чем кормили!.. Все будто здоров был. Есть запросил. Поесть, бает, больно охота мне. Налила старуха квасу-те, хлеба накрошила, да хрену... Больно охоч он до квасу с хреном. Чашки три, гляди, опростал. А стало вечереть, тут его и схватило пуще вчерашнего.

Хлеб и квас. Хлеб и «жидкий хлеб». Теперь мы знаем, что не только сам хлеб, но и напитки (пиво, квас, самогон) при заражении зерна могут быть смертельно опасны, что неоднократно отмечалось врачами во время эпидемий как в XIX веке, так и в советское время. И хлеб отдельно, и напитки из него, а тем более все это вместе — могли вызывать эрготинные психозы с чувством тревоги, беспокойства, страха, помрачением сознания (сумеречное состояние, делирий), нередко (но не обязательно) сопровождаемые «злой корчей».

Происходило это «въ 1879 г., когда саранча опустошала нѣкоторыя мѣстности Закавказья»[9].

---

[8] Hirsh, A. Geographical and historical pathalogy. London, 1885. p. 210

[9] Вейденбаумъ, Е. Г. Кавказовѣдѣніе. 1901. С. 10.

В декабре 1889 года, десять лет спустя после описанного им случая деревенского психоза, Короленко познакомился с Горьким. В это время сам Горький пребывал в довольно странном психическом состоянии, которое вполне могло напомнить Короленко его рассказ о «невидимой лихоманке». Признался ли тогда Горький Короленко — которого он позже будет называть своим учителем — в своих проблемах, рассказал ли о своих регулярных кошмарах и видениях? Вряд ли. Но позже, когда Короленко уже умрет, Горький в очерке «О вреде философии» расскажет нам о своих странных галлюцинациях того периода.

Глава 7

Окрыленная нога верблюда

«Максим Горький» — псевдоним, который взял себе Алексей Максимович Пешков, — много говорит о писателе. Имя «Максим», взятое писателем в память об отце, в то же время выражает его декларируемый максимализм. «Горький» — потому что рассказывает горькую правду о горькой жизни. Значит ли это, что свою задачу писатель видит в том, чтобы с бескомпромиссным максимализмом говорить читателю горькую правду?

Т. Л. Александрова. Максим Горький. Биография

Пелагея Ивановна всплеснула руками и молвила:
— Вообразите, доктор! Он все десять порошков хинину съел сразу!

Михаил Булгаков. Записки юного врача

В искусстве и в литературе прошлых эпох отражается множество явлений, понятных современникам, но забытых нами. Мы их либо игнорируем (защитная реакция от непонятного), либо выдумываем оторванные от реальности интерпретации (особенно любят этим заниматься искусствоведы). То, что описано ниже, можно посчитать как раз такой «неверной интерпретацией». Или возможной реконструкцией событий. Это, собственно, не важно — люди всегда соглашаются только с тем, с чем подсознательно готовы согласиться. Но не обращать внимания на этот эпизод нельзя: не зря им периодически интересуются психиатры, хотя понять истоки психоза им так и не удалось. Рассмотрим один яркий трип, описанный в литературе, однако нарочито игнорируемый литературными критиками:

> Я видел нечто неописуемо страшное: внутри огромной, бездонной чаши, опрокинутой на-бок, носятся уши, глаза, ладони рук с растопыренными пальцами, катятся головы без лиц, идут человечьи ноги, каждая отдельно от другой, прыгает нечто неуклюжее и волосатое, напоминая медведя, шевелятся корни деревьев, точно огромные пауки, а ветки и листья живут отдельно от них; летают разноцветные крылья, и немо смотрят на меня безглазые морды огромных быков, а круглые глаза их испуганно прыгают над ними; вот бежит окрыленная нога верблюда, а вслед за нею стремительно несется рогатая голова совы, — вся видимая мною внутренность чаши заполнена вихревым движением отдельных членов, частей, кусков, иногда соединенных друг с другом иронически безобразно.
>
> В этом хаосе мрачной разобщенности, в немом вихре изорванных тел, величественно движутся, противоборствуя друг другу, Ненависть и Любовь, неразличимо подобные одна другой, от них изливается призрачное, голубоватое сияние, напоминая о зимнем небе в солнечный

день, и освещает все движущееся мертвенно-однотонным светом [1].

Это обсуждение картины Босха или Брейгеля? Цитата из жития св. Антония? Отрывок из книги принявшего ЛСД-25 Альберта Хофманна? Нет, это собственноручное описание трипа Максима Горького из его очерка «О вреде философии», впервые напечатанного в 1923 году. Название этого очерка — иронический эвфемизм, который может скрыть подтекст только от литературоведов. Сам Горький, конечно, понимал, что его состояние было вызвано вовсе не изучением философии per se. «О вреде черного хлеба с хинином» — вот подразумеваемое настоящее название данного рассказа.

Описанная Горьким серия «бэд трипов» еще в 20-х годах привлекла внимание приглашенного работать в СССР Анатолием Луначарским швейцарского психиатра Ивана Галанта (чьим именем до недавнего времени называлась хабаровская городская психбольница). Галант написал несколько статей о психическом заболевании писателя и даже хотел ввести в психиатрию специальный термин «делирий Горького». Профессора Галанта понять можно — какой психиатр устоял бы от искушения разобраться с таким описанием психического состояния будущего «буревестника революции»:

А предо мною все плавали оторванные руки, печальные чьи-то глаза… Я остался с тревожным хаосом в голове, с возмущенной душой, а через несколько дней почувствовал, что мозг мой плавится и кипит, рождая странные мысли, фантастические видения и картины. Чувство тоски,

---

[1] Здесь и далее цит. по — М. Горький. III. О вреде философии. // Автобиографические рассказы. Красная новь №1 (январь-февраль). Гос. изд-во, 1923.

высасывающей жизнь, охватило меня, и я стал бояться безумия...

Жуткие ночи переживал я. Сидишь, бывало, на «Откосе», глядя в мутную даль заволжских лугов, в небо, осыпанное золотой пылью звезд и — вдруг начинаешь ждать, что вот сейчас, в ночной синеве небес, явится круглое, черное пятно, как отверстие бездонного колодца. А из него высунется огненный палец и погрозит мне. Или — по небу, сметая и гася звезды, проползет толстая серая змея в ледяной чешуе и навсегда оставит за собою непроницаемую каменную тьму и тишину. Казалось возможным, что все звезды млечного пути сольются в огненную реку, и вот — сейчас она низринется на землю.

Вдруг, на месте Волги, разевала серую пасть бездонная щель, и в нее отовсюду сбегались, играя, потоки детей, катились бесконечные вереницы солдат с оркестрами музыки впереди, крестным ходом, текли толпы народа со множеством священников, хоругвей, икон, ехали неисчислимые обозы, шли миллионы мужиков, с палками в руках, котомками за спиной, — все на одно лицо; туда же, в эту щель, всасывались облака, втягивалось небо, колесом катилась изломанная луна и вихрем сыпались звезды, точно медные снежинки.

Я ожидал, что широкая плоскость лугов начнет свертываться в свиток, точно лист бумаги, этот свиток покатится через реку, всосет воду, затем высокий берег реки тоже свернется, как береста или кусок кожи на огне, и, когда все видимое превратится в черный свиток, — чья-то снежно-белая рука возьмет его и унесет.

Из горы, на которой я сидел, могли выйти большие черные люди с медными головами, они тесной толпой идут по воздуху и наполняют мир оглушающим звоном, — от него падают, как срезанные невидимою пилой, деревья, колокольни, разрушаются дома; и вот — все на земле превратилось в столб зеленовато-горящей пыли, осталась только круглая, гладкая пустыня и, посреди — я, один на четыре вечности. Именно — на четыре, я видел эти вечности, — огромные, темно-серые круги тумана или дыма, они медленно вращаются в непроницаемой тьме, почти не отличаясь от нее своим призрачным цветом... Длинным, двуручным мечом средневекового палача, гибким как бич, я убивал бесчисленное множество людей, они шли ко мне справа и слева, мужчины и женщины, все нагие; шли молча, склонив головы, покорно вытягивая шеи. Сзади меня стояло неведомое существо, и это его волей я убивал, а оно дышало в мозг мне холодными иглами. Ко мне подходила голая женщина на птичьих лапах вместо ступней ног, из ее грудей исходили золотые лучи; вот она вылила на голову мне пригоршни жгучего масла, и, вспыхнув точно клок ваты, я исчезал.

«Нигде в психиатрической литературе, и в литературе вообще не найдем мы такого типичного, удачного описания лихорадочного делирия. Описанный Горьким лихорадочный делирий до того типичен и поучителен для психиатра, что он должен остаться в психиатрии под ярлыком: *Delirium febrile Gorkii*», — увлеченно писал Галант. Осознав это, профессор статьями не ограничился и в 1928 году выпустил целый трактат «Психозы в творчестве Максима Горького» (Л., 1928). Горький не обижался и с Галантом вполне дружески переписывался. Мы можем даже предположить, что Горький весело посмеивался после каждой статьи о «психозах Горького», выходившей из-под бойкого пера профессора Галанта. Ибо Горький не мог не знать, чем было вызвано его состояние на самом деле.

Профессор, впрочем, подошел к разгадке довольно близко. Он не воспринял всерьез название рассказа (Галант все же не литературовед, а психиатр).

Судя по заглавию очерка: «О вреде философии», легко допустить, что Горький обвиняет свое увлечение философией и философскими проблемами в развитии той психической болезни, которою он страдал в 1889/90 годах, и мы имели бы перед собой своего рода «morbus philosophicus». Однако вряд ли Горький сам верил тому, что философия его сделала душевнобольным... Вернее думать, что Горький немного подтрунил над самим собой и дал юмористическое выражение тем напрасным усилиям разрешить неразрешимое (вопрос возникновения мира), которые утомляли его юный ум. Философией же Горький занимался в то время очень мало, и по собственному его признанию не стал читать «Историю философии», которую он достал. Она ему показалась скучной...[2]

Однако надо заметить, что философия (в прямом смысле) на состояние Горького действительно влияла, давая ему «установку». И философия это была мрачная, давая на выходе лишь «бэд трип». Но концепция

---

[2] Галант, И. Б. Делирий Максима Горького: О душевной болезни, которой страдал Максим Горький в 1889—1890 гг. // Клинический архив гениальности и одаренности М., 1925. Т. 1 вып. 2. С. 47-55.

влияния «установки» и «обстановки» при приеме психоделиков возникнет только спустя полвека после того, как Галант заинтересовался «делирием Горького», поэтому шансов понять истоки психоза у профессора почти не было. Однако Галант обратил, конечно, внимание на «безумного химика», который обучал Горького философии:

> Но Горький слушал лекции по философии у знакомого, студента-химика, Николая Захаровича Васильева, большого оригинала, наслаждающегося ломтями ржаного хлеба, посыпанными толстым слоем хинина, и показавшего вообще сильное сродство с различными химическими веществами, которыми он неоднократно отравлял себя, пока не отравился в 1901 г. окончательно индигоидом, работая ассистентом у профессора Коновалова в Киеве. После двух лекций Васильева по философии (одной о демократии и другой об Эмпедокле) Горький спустя несколько дней заболел [3].

Оставалось сделать очевидный вывод о том, какой именно «философией» химик окармливал Горького, но тут Галант остановился, не видя подходящих ингредиентов для объяснения «лихорадочного делирия» (один хинин на эту роль не подходил). С диссертацией Реформатского Галант, очевидно, знаком не был (да и далеко не факт, что она навела бы его на какие-то мысли), а других подобных работ в то время практически еще не было. Нам же, читавшим хотя бы Хофманна и понимающим, что Горький описывает «кислотный трип», а не некий мифический «лихорадочный делирий», значительно легче понять, что произошло

---

[3] Ibid.

(современные психиатры видят у Горького онейроидный синдром, но постановки диагноза осторожно избегают[4]). К тому же мы знаем, что такое флешбек, и можем объяснить затянувшиеся видения. Впрочем, в данном случае длительность и повторяемость видений была в основном вызвана другим обстоятельством — химика Васильева вызвали в Москву, и он, как пишет Горький, «уехал, посоветовав мне не заниматься философией до его возвращения». Однако любознательный Алеша Пешков не стал дожидаться возвращения «учителя» и продолжил регулярное потребление «философии» самостоятельно. Он прямо пишет об этом: «но я был храбр, решил дойти до конца страха». Так что же это была за «философия»?

Горький этого также не скрывает, указывает, что Васильев «имел странности: ел ломти ржаного хлеба, посыпая их толстым слоем хинина, смачно чмокал и убеждал меня, что хинин — весьма вкусное лакомство». Ну, и убедил молодого парня, как мы видим, уговорил попробовать. Рассказал, что только «глупый пи́нгвин» не приобщится к такой высокой философии. «Им, гагарам, недоступно наслажденье битвой жизни», но ты ведь, Алеша Пешков, не таков? Тебе ведь не слабо? При этом надо помнить, что потребление разнообразных веществ тогда не считалось предосудительным. Популярный абсент, который во Франции называли «безумием в бутылке», будет запрещен только в 1915 году. Кокаин, столь любимый Шерлоком Холмсом, продавался свободно, и «был проклятием нашей молодости», как скажет позже Вертинский. Листья коки станут основным ингредиентом «Кока-Колы», давшим напитку первую

---

[4] Вуль, Ф. Р. Психиатрия в писательском наследии А. М. Горького. // Журнал психиатрии и медицинской психологии. № 1 (4), 1998.

часть названия; свежие листья перестанут добавлять только в 1903 году, заменив на «отжатые» от кокаина. На тех же листьях коки настаивалось знаменитое «Вино Мариани», фляжку которого постоянно носил с собой римский папа Лев XIII, наградивший химика Анджело Мариани за создание этого вина золотой медалью Ватикана. В литературном пространстве «Морфий» пристрастившегося к морфию Михаила Булгакова придет на смену «Исповеди» потребителя опиума Томаса Де Квинси и «Искусственному раю» морфиниста Шарля Бодлера.

Рассуждая на философские темы и раскрывая Горькому «жуткую картину мира, как представлял его Эмпедокл», Васильев «чаще, чем всегда, вкусно чмокал». Вот эта фраза и должна была насторожить профессора Галанта — ведь чуть выше Горький указал, что «смачно чмокает» химик, поглощая хлеб с хинином. Но Галант явно был не Шерлоком Холмсом и подсказки не заметил. Хинин, основной алкалоид коры хинного дерева, бывший в свое время неплохим средством против малярии, обладает действием, подобным алкалоиду атропину (белена, дурман), хотя и слабее. У хинина — «иезуитской коры» — избирательное психотропное действие; также он вызывает шум в ушах, учащенное сердцебиение, дрожание рук, бессонницу и нарушение зрения. А еще, что здесь существенно, он усиливает действие наркотических и ненаркотических анальгетиков (таблетки «анальгин с хинином» изготовляются как раз из-за этого свойства). Сам по себе хинин эффектов «делирия Горького» вызвать бы не смог, но в данном случае он, вероятно, потенцировал основной ингредиент опытов химика Васильева — черный хлеб.

Здесь самое время уточнить, к какому именно году относятся события в повествовании Горького.

Нас может смутить примечание из собрания сочинений, впервые появившееся в издании Госполитиздата 1949 года и оставшееся в последующих изданиях: «Занятия М. Горького философией с Н. З. Васильевым и настроения, описанные в рассказе, относятся к 1893–1894 годам, о чем А. М. Горький сообщает в письмах И. Б. Галанту»[5]. Откуда и зачем такое примечание появилось, хотел ли Горький намеренно скрыть следы, ведущие к соответствующим выводам, или же это инициатива Госполитиздата, мы пока выяснять не будем, дабы не впасть в конспирологию. Отметим только, что сам Галант об этом ничего не знал, и в своих статьях годы указывал совсем другие: «Горький художественно, красочно, но, видимо, вполне правдиво описывает душевную болезнь, которою он страдал в 1889–1890 годах». Собственно, те же годы указывает Горький в рассказе, а это значит, что у студента Васильева хлеб мог быть «волшебный», поскольку купить его было тогда легко, даже того не желая. Строго говоря, в некоторых губерниях в эти годы нормальный хлеб найти было труднее, ибо в России шла крупнейшая за последние десятилетия XIX века эпидемия эрготизма, и черный хлеб нередко был особенным, мог сработать даже и без хинина. Так что вполне вероятно, что «учитель» Горького, неистовый потребитель веществ химик Васильев (от этого позже и умерший) хорошо знал, каким именно хлебом с хинином угощать будущего классика. Впрочем, в хлебе разбирался и сам Горький — ранее он работал в пекарне.

Въ самое последнее время, именно въ конце 1889 и начале 1890 года жестокая эпидемія рафаніи развилась въ вятской губерніи: въ одномъ лишь

---

[5] Горький, М. Собрание сочинений, Том 15. Гос. изд.-во худож. лит-ры, 1951. С. 422.

нолинскомъ уѣздѣ заболѣло 2749 человѣкъ, изъ нихъ умерло 535 или 19,42%, всего же въ губерніи заболѣвшихъ было болѣе 3840 душъ, а умершихъ 602 человѣка или 15,7%. Эти цифры показываютъ, какихъ размѣровъ можетъ достигать народное бѣдствіе отъ спорыньи, особенно если принять во вниманіе, что и оставшіеся въ живыхъ больные на долгое время или навсегда остаются инвалидами, душевно-больными или калѣками [6].

Причем основной особенностью этой эпидемии в соседней Вятской губернии — той губернии, где десятью годами ранее произошел описанный Короленко случай деревенского психоза — являлось то, что спорынья в этот раз уродилась с очень высокой галлюциногенностью. Психиатр Реформатский, поехавший изучать вятскую злую корчу вместе со своим учителем Бехтеревым, на большом клиническом материале описал эту эпидемию в своей диссертации, где впервые употребляет термин «галлюцинаторная спутанность». Он наблюдал у населения ужас перед неведомыми грабителями, видения дьявола, огня и неопознанных чудовищ, описывает, как мужик ловит свою невидимую шапку и т. д. Галлюцинации в 1889–1890 гг. были зафиксированы Реформатским более чем у 30% пациентов [7].

Дефицитом тогда такой хлеб явно не являлся, да и в другие годы его хватало, меньшие вспышки «злой корчи» шли постоянно: «у насъ, къ сожалѣнію, ее можно наблюдать и въ настоящее время чуть не ежегодно, въ

---

[6] Записки Кіевскаго Общества Естествоиспытателей, Томъ 13. тип. Имп. ун-та, 1894. С. XXXI.

[7] Реформатскій, Н. Душевное разстройство при отравленіи спорыньей (Болѣзнь «злая корча»). М., 1893.

той или другой мѣстности, то отдѣльными группами заболѣваній, то настоящими эпидеміями»[8]. Зараженное зерно не уничтожалось, его пытались продать снова и снова. Годом раньше описывалось, как вагоны с пораженной спорыньей рожью ходят кругами:

> Министерство доставило намъ въ Суджаскій уѣздъ рожь; наша управа составила актъ о непринятіи такой ржи потому что она была на половину съ спорыньей. Это, господа, интересный фактъ. Извѣстно всякому хозяину, что спорынья бываетъ въ мокрыя лѣта, а это лѣто было сухое. Такъ откуда-же взялась спорынья въ этой ржи? И вотъ явилось подозрѣніе. что это тотъ хлѣбъ, который когда-то былъ купленъ министерствомъ для интендантства, и такъ какъ онъ въ свое время былъ забракованъ, то и предложенъ былъ намъ. А спорынья, господа, ядъ и ядъ очень вредный, особенно для женщинъ, и такого хлѣба принять нельзя. Такъ или иначе, но этотъ хлѣбъ былъ забракованъ и отосланъ назадъ. Но каково было сорокапятитысячному населенію, которое ждало этого хлѣба?[9]

И. А. Груздев, литературовед, биограф и исследователь творчества Максима Горького, показывает нам яркую картину того, как в хлеб урожая 1891–1892 гг. подмешивали (в том числе) и спорынью:

> Крупные хлебные фирмы, ведшие до сего времени большую экспортную торговлю, начали поспешно скупать массы хлеба по всему урожайному югу... Целая армия посредников

---

[8] Записки, 1894, XXXI.

[9] Труды Императорскаго вольнаго экономическаго общества. Т. 1. С. Петербургъ, 1898. С. 31.

в свою очередь развивала бешеную спекуляцию, не стесняясь самой грубой порчей хлеба. В хлеб подмешивали мякину, куколь, спорынью, сорные травы, дресву и песок. В одной только Пензенской губернии на прибывающие партии хлеба было составлено 148 протоколов о негодности. Дело дошло до того, что правительство вынуждено было опечатать склады одной из крупнейших фирм на юге. Но дознание показало, что порча хлеба производилась на станциях юго-западных дорог, где по указаниям фирмы агенты скупали у помещиков отбросы и перед отправлением в голодающие губернии сваливали их в вагоны вместе с чистым зерном. Перечисляя формы вскрывшихся спекуляций, один из журнальных обозревателей меланхолически заключает, что «в виду тяжелого бедствия» таких злоупотреблений «нельзя было и ожидать»[10].

Именно на таком фоне разыгралась в то время религиозная эпидемия «малеванщины» в Киевской губернии (1891–1892 гг.). Таким образом, даже и в другие годы получить «волшебный хлеб» шансы были неплохие. Характерно, что порча хлеба производилась на железнодорожных станциях. Ранее на железнодорожной станции Алеша Пешков служил ночным сторожем. Его работой было стеречь хлебные лабазы. По ночам он охранял то, что днем разворовывал начальник станции Добринка, как он пишет в своем рассказе «Сторож». Потом его перевели на станцию Борисоглебск, а затем на станцию Крутая. Одна была только беда — хлеб, который охранял Горький, регулярно куда-то пропадал. Сам Горький этой загадке

---

[10] Груздев, И. А. Горький и его время, Т. 1. 1938. С. 354.

удивлялся в сохранившемся у его сослуживца в Борисоглебске письме:

> Мешки с хлебом по-малу пропадают, и меня занимает теперь вопрос — годен и полезен ли я для службы. Дело в том, что я никак не могу выяснить себе — кто больше прав и виноват в этой систематической пропаже хлеба — воры ли, которые так ловко похищают мешки, или я, который еще ловчее просыпаю и не замечаю этого[11].

Вовсе не обязательно винить самого Горького в пропажах хлеба или приписывать ему сотрудничество с какими-нибудь станционными «подмешивальщиками». Может, он пристрастился к философии немного раньше, чем указывает, а это как раз воры и приходили:

> Тогда являлся Никто. Я слышал, как он гремит щеколдой калитки, отворяет дверь крыльца, прихожей и — вот он у меня в комнате. Он — круглый, как мыльный пузырь, без рук; вместо лица у него — циферблат часов, а стрелки из моркови; к ней у меня с детства идиосинкразия.

Похоже, Дали мог бы неплохо проиллюстрировать этот абзац. Горький пишет, что к этому времени работал уже не сторожем, а письмоводителем у присяжного поверенного, однако, учитывая его неадекватное психическое состояние, в хронологии описания вполне можно сомневаться. Даже работая у поверенного, он мог в апелляционной жалобе вместо нужного текста написать стихи, причем сам не помнил этого (поверенный в том случае отнесся к нему с сочувствием и посоветовал полечиться; к этому совету Горький позже прислушается). Да и согласно Госполитиздату, Горький даже годы путает, не то что месяцы. Но несомненно одно:

---

[11] Горький, М. Письма. Т. 1. М.: 1997. С. 41 (также Звезда, 1936, 140).

если воров-невидимок незадачливый сторож не замечал, то позже, после курса «философии», уже легко мог видеть самого Господа:

> Видел я Бога, — это Саваоф, совершенно такой, каким его изображают на иконах и картинах, — благообразный, седобородый, с равнодушными глазами, одиноко сидя на большом, тяжелом престоле, он шьет золотою иглою и голубой ниткой чудовищно длинную белую рубаху, она опускается до земли прозрачным облаком. Вокруг Бога — пустота, и в нее невозможно смотреть без ужаса, потому что она непрерывно и безгранично ширится, углубляется. За рекою, на темной плоскости вырастает, почти до небес, человечье ухо, — обыкновенное ухо, с толстыми волосами в раковине, — вырастает и — слушает все, что думаю я.

Не в этом ли хлебно-хининном опыте проявилась у Горького его известная страсть к богоискательству и богостроительству? Та, которая позже ужасала Ленина: «Дорогой А. М! Что же это Вы такое делаете? — просто ужас, право!.. Выходит, что Вы против „богоискательства" только „на время"!! Выходит, что Вы против богоискательства только ради замены его богостроительством!! Ну, разве это не ужасно, что у Вас выходит такая штука?»[12]

Ленин тут был прав. Друзья и в молодости баловались «философией» вовсе не «для кайфа». Они искали Ответ и Смысл. Случайно ли видения Горького так напоминают описания из жития св. Антония? Сами жития святых

---

[12] Впервые напечатано 2 марта 1924 г. в газете «Правда» № 51, написано 13 или 14 ноября 1913 г. Цит. по Ленинский сборник. Гос. изд-во, 1924. С. 145.

были хорошо знакомы писателю с детства: по большей части Алексей, живущий у деда Василия Васильевича, читал церковные книги и знакомился по ним с жизнеописаниями святых. Но основное здесь, скорее, другое — искушения Антония в восприятии Флобера, которого друзья даже переводили специально. Непосредственную «установку» видениям мог дать именно Флобер, а не Эмпедокл — профессор Галант этого просто не знал, поскольку Горький в рассказе Флобера не упоминает, и понятно — почему. В своих воспоминаниях жена того самого химика Васильева пишет об увлечениях Алексея и Николая: «Из литературных их интересов этого времени помню большую любовь к Флоберу, которого знали почти всего. Почему-то, вероятно за его безбожность, не было перевода „Искушения св. Антония", и меня заставили переводить его»[13]. Похоже, этот перевод Флобера и подпортил жизнь Горькому. Видения св. Антония, давшие столько вдохновения картинам Босха и Брейгеля, произвели сильнейшее впечатление на Флобера, им он и посвятил свою книгу. По Флоберу (как, впрочем, и по житиям святого) ночные искушения Антония похожи на сюрреалистичный религиозно-наркотический кошмар. «Стиль драмы, генетически связанной с полотном Брейгеля, отличается яркой живописностью, и один из первых ее критиков упрекнул автора в том, что он «неправильно» назвал свою книгу: „Это не „Искушения", а „Видения святого Антония"»[14]. Брейгель в цитате упомянут вовсе не случайно — Флобер в своих «Искушениях Антония» пытался разгадать обра-

---

[13] цит по. Басинский, П. Горький. М.: МГ, 2006. С. 139.

[14] Модина, Г. И. Мотив искушений в драме Флобера «Искушение святого Антония». 2009.

зы Брейгеля: «Это — труд всей моей жизни, я задумал его еще в 1845 году, в Генуе, увидев картину Брейгеля, и с тех пор никогда не переставал думать о нем и читать все, что имеет к этому отношение»[15]. Шансов понять не только эрготические истоки творчества Брейгеля, но и прочувствовать, ощутить «вживую» саму атмосферу «адских» полотен, у Флобера не было. Точнее, был только один. Но нашел его Горький. Которому опять повезло не стать после такой «философии» наглядным персонажем картин Брейгеля и остаться в живых — как и ранее, когда он стрелял в себя.

Однако Горький уже устает от своих видений: «Иногда, измученный бредовыми видениями, я бежал к реке и купался, — это несколько помогало мне».

Да, надо было что-то делать. От этих видений и ночных бесед с разными лицами, которые, неизвестно как, появлялись предо мною и неуловимо исчезали, едва только сознание действительности возвращалось ко мне, от этой слишком интересной жизни на границе безумия необходимо было избавиться. Я достиг уже такого состояния, что даже и днем, при свете солнца напряженно ожидал чудесных событий. Наверное я не очень удивился бы, если б любой дом города вдруг перепрыгнул через меня… Все — возможно. И возможно, что ничего нет, поэтому мне нужно дотрагиваться рукой до заборов, стен, деревьев. Это несколько успокаивает. Особенно — если долго бить кулаком по твердому, — убеждаешься, что оно существует.

---

[15] цит. по Модина, Г. И. О Первой версии философской драмы Флобера «Искушение святого Антония» (1849). Вестник Пермского университета,, вып 1(13), 2011.

Земля — очень коварна: идешь по ней так же уверенно, как все люди, но вдруг ее плотность исчезает под ногами, земля становится такой же проницаемой как воздух, — оставаясь темной, — и душа стремглав падает в эту тьму бесконечно долгое время, — оно длится секунды.

Небо — тоже ненадежно; оно может в любой момент изменить форму купола на форму пирамиды вершиной вниз, острие вершины упрется в череп мой, и я должен буду неподвижно стоять на одной точке, до той поры, пока железные звезды, которыми скреплено небо, не перержавеют; тогда оно рассыплется рыжей пылью и похоронит меня. Все возможно. Только жить невозможно в мире таких возможностей.

Душа моя сильно болела. И если б, два года тому назад, я не убедился личным опытом, как унизительна глупость самоубийства, — наверное, применил бы этот способ лечения больной души.

Последняя фраза о «глупости самоубийства» здесь важна указанием: «два года тому назад». Мы знаем, что Горький уже пытался покончить с жизнью и описал это в рассказе «Случай из жизни Макара». В 30-х годах различные издания часто цитировали газетную заметку по этому поводу, затем она попала в музей:

С волнением посетитель прочитает в музее небольшую заметку в отделе происшествий казанской газеты «Волжский вестник», № 325 от 1887 г., сообщающей, что: «12 декабря, в 8 часов вечера, в Подлужной улице, на берегу реки Казанки, нижегородский цеховой Алексей Максимович Пешков... выстрелил из револьвера себе в левый бок с целью лишить себя жизни». На фотографии — место, где молодой Горький выстрелил себе в грудь[16].

Таким образом, датировка психоза Горького 1889–1990 гг. верна и совпадает с эпидемией эрготизма в соседней губернии. Зачем же все-таки позже это попытался скрыть сам Горький или Госполитиздат?

Осознав, что «жить невозможно в мире таких возможностей», Горький отправляется к психиатру. Тот советует ему завести «бабенку, которая пожаднее в любовной игре» и «забросить ко всем чертям книжки». Что случилось дальше, мы не знаем — может, Горький сам прекратил потреблять «дозы философии» (во всех смыслах), а психиатра просто выдумал «для сюжета», может, мука уже выдохлась или новый урожай зерновых уродился не «философским» (до какого месяца продолжались трипы Горького — неясно). Как бы там ни было, но галлюцинации к писателю больше не возвращались. А память о них осталась на всю жизнь — записанная много лет спустя серия «трипов» выглядит очень живо. И вкус хинина впечатался в память навечно. Алексей Пешков всегда любил подписываться разными шутливыми псевдонимами — Дон Кихот, Дваге, Н. Х. (Некто икс), Иегудиил Хламида и т. п. Поэтому вполне можно высказать «крамольную» — да простят меня наивные «горьковеды», рассуждающие о «горькой правде» писателя! — версию появления его основного псевдонима: хинин — горький, чрезвычайно горький. К слову, писатель и не «Максим» вовсе, с именем он шутил ровно так же, о чем нам ясно намекнул Самуил Маршак:

Насколько мне помнится, Алексей Максимович никогда не именовал себя в печати Максимом Горьким. Он подписывался короче: «М. Горький».

---

[16] Фронт науки и техники. Вып. 12. 1937. С. 122.

Как-то раз он сказал, лукаво поглядев на собеседников:

— Откуда вы все взяли, что «М» — это Максим? А может быть, это «Михаил» или «Магомет»?..[17] А может, совсем не «Михаил» или «Магомет»? Что же в действительности означала эта буква «М» с точкой?

Отметим: не обошлось в это время и без саранчи. Джордж Карутерс (Carruthers) в 1889 году наблюдал перелет саранчи через Красное море, рои ее покрывали площадь в 5000 кв. км.[18] Позже нашествие оценили (возможно, с преувеличением) примерно в 40 млрд. особей, их масса превышала массу меди, свинца и цинка, добытых за весь XIX век.

Много лет спустя, в начале 1927 года, Горький отметил в заметке о писателе Гарине-Михайловском: «Драматург Косоротов жаловался на него: „Мне с ним хотелось о литературе побеседовать, а он меня угостил лекцией о культуре корнеплодов, потом говорил что-то о спорынье"»[19]. Эта заметка была написана Горьким в Италии, и спорынья здесь упомянута, скорее всего, случайно — вряд ли он знал, что именно в этот момент в СССР идет серьезная эпидемия эрготизма — последнее из крупных отравлений спорыньей, известных в истории. Хотя этой эпидемии было уже далеко до средневековых размахов в части смертности (по официальным данным она сравнялась по смертности с эпидемией в годы психоза Горького), но в это время происходит нечто странное. Одновременно страну охватывает милитаристский психоз, вошедший в историю как «военная тревога 1927 года».

---

[17] Маршак, С. Воспитание словом: статьи, заметки, воспоминания. М.: Советский писатель, 1964, С. 276.

[18] Spinage, C. African Ecology. Springer Science, 2012. p. 550.

[19] Горький, М. Н. Г. Гарин-Михайловский. Красная новь № 4, апрель, 1927.

Глава 8

Великобритания и СССР: 1926–27 гг.

А другое дело, которое она затеяла с твоим зятем на половинных началах, — это сбор спорыньи у наших мужиков. Оказывается, ее можно выгодно продать в этой самой Австрии. Зять твой сейчас занят изучением немецкого языка, необходимого для его заграничных поездок. Урожай у нас ожидается хороший.

Махмуд Галяу. Мухаджиры (1934)

В 1925 году журнал «Безбожник у станка» поместил рисунок известного художника Моора (Дмитрия Орлова) с изображением актуальных тогда сельскохозяйственных бед. Не всякий современный читатель поймет без пояснения, что именно изображено на этой картинке. Подпись к рисунку гласила: «Андроньевна, матушка, ну-ка закрести вредителей крестом господним, чтобы подохли. Испробуй, бабушка, урожай спасешь». Рисунок этот являлся иллюстрацией к большой статье в разделе «Религия и сельское хозяйство» с полезными научными сведениями из разных областей сельского хозяйства. Но ни советы специалистов в статье, ни осенение колоса крестом господним не могли остановить природный цикл распространения изображенной художником спорыньи. С августа следующего года в Уральской области (существовала в 1923—1934 гг.) разражается крупнейшая в XX веке эпидемия эрготизма, охватывающая, исходя из неполных данных, десятки тысяч людей.

Впрочем, непосредственно в начале эпидемии заготконторы только радовались наличию паразита — ведь спорынья могла давать им прибыль. К торговле рожками грибка подключился Сибгосторг, отмечая в заметке «Эти миллионы нужно собрать» (сентябрь 1926), что «использование спорыньи может дать больший доход, чем сам хлеб»[1]. Такая скупка спорыньи была традицией еще в дореволюционной России (Россия стала одним из крупнейших мировых экспортеров спорыньи). Считалось, что скупка преследует две цели — удовлетворяет внутренний и внешний спрос на спорынью, используемую для изготовления лекарств, и одновременно спасает крестьян от отравления. Но во время эпидемий в части спасения крестьян скупка спорыньи имела мало смысла и рекламировалась в интересах скупщиков и государства. Если цена закупки была низкой (предложение спорыньи большое, в отличие от неурожайных для нее лет), то сдавали ее мало от общего количества — невыгодно. Если дорогой — то это могло приводить к еще более печальным последствиям:

Такой спросъ крайне затруднилъ одну изъ мѣръ для устраненія этого народнаго бѣдствія, которая предлагалась земствами при появленіи рафаніи и состояла въ обмѣнѣ зараженной ржи на чистую. Это и понятно, если вспомнишь,

---

[1] Эти миллионы нужно собрать // Советская Сибирь № 204, 5 сентября 1926, С. 2.

что урожай спорыньи доходитъ иногда свыше 25%, и, слѣдовательно, пудъ такой ржи стоитъ уже не 1 р., а 6 рублей, если бы спорынью удалось всю отобрать и продать отдѣльно. Но тутъ-то и заключается вся бѣда… И дѣйствительно, осенью 1887 года можно было видѣть по деревнямъ крайне любопытное зрѣлище, одни — больные — лежали и корчились въ судорогахъ, другіе — нѣсколько поздоровѣе — старъ и младъ — отбирали руками рожь отъ спорыньи. Лучше сказать — отбирали отъ ржи крупныя зерна спорыньи, которую и сбывали скупщикамъ, болѣе же мелкая спорынья съ ея обломками въ громадномъ процентѣ оставалась въ хлѣбѣ и продолжала отравлять населеніе [2].

В эпидемию 1926–27 гг. цена на скупку была недостаточной, и спорыньи был собран лишь крайне незначительный процент (около 2%) от ее урожая по области. Сибгосторг тем не менее продолжал рекламировать скупку спорыньи: «Хлеб, приготовленный из муки с примесью рожков, настолько ядовит, что вызывает судороги, головокружение, а иногда и смерть. Но мало кто знает, что хорошо высушенные рожки спорыньи могут дать крестьянину такой доход, который не всегда может дать рожь» [3]. Реально помочь мог бы обмен зараженной ржи на хорошую, но этим никто серьезно не занимался.

Существуют три основных источника, описывающие ход той эпидемии — это статьи врачей Максудова и Рождественского, а также монография Выясновского,

---

[2] Записки Кіевскаго Общества Естествоиспытателей. Томъ 13, 1894. С. XXXIII.

[3] Богатства лежащие под спудом // Советская Сибирь № 226, 1 октября 1926, С. 3.

исследовавшего последствия отравления через несколько лет. Характерно, что Рождественский был командирован микологической лабораторией на Урал «вследствие короткой заметки, появившейся в ленинградских газетах», а Максудов узнал об эпидемии «из неофициальных источников». Не было бы этих случайностей, мы подробностей об этой эпидемии сегодня могли бы и не знать. Да и помнили ли бы мы о ней вообще? Согласно Рождественскому, за первый год эпидемии через амбулатории прошло 11319 человек, отравившихся спорыньей. Максудов указывает, что «регистрация заболевших от отравления спорыньей была недостаточно налажена» и предполагает, что «более половины отравленных ускользают от учета»[4]. К тому же эти цифры — за первый год эпидемии, которая продолжилась и на следующий год, правда, в меньших масштабах. При этом заболевшие себя обычно таковыми не признавали, если отравление не было особо тяжелым. Хотя распутица не дала возможности Максудову закончить работу, он обнаружил, что в обследованной им деревне из 37 человек считали себя больными только трое, хотя на самом деле в той или иной степени жертвами отравления оказалось 29 человек. Реальная смертность от отравления тоже фактически была значительно выше официальной, поскольку зачастую оказалась просто «отложенной» на год или более и в статистику, соответственно, не вошла — например, к моменту исследования Выясновского в деревне Суюрки из тех заболевших, кто в разгар эпидемии получил сильное отравление, в живых осталось только два человека, остальные все уже умерли[5].

---

[4] Максудов, Г. А. Токсидемия рафании (эрготизма) в Уральской области в 1926–27 г., Казань: КМЖ, 1927. С. 1158.

[5] Выясновский, А. Ю. Эрготизм, 1937. С. 11.

Что касается формы, в которой выражалось отравление, то врачами отмечается сведение судорогами рук, ног, реже головы, челюстей; часто чувствовалось давление в груди («как тисками кто ее жмет», говорили заболевшие), иногда появлялось ощущение ползания мурашек по телу, иногда появлялась рвота; больные нередко испытывали сильный голод, а иногда, наоборот, полное отсутствие аппетита. В дальнейшем, когда потребление зараженного хлеба продолжалось в течение долгого времени, появлялись более тяжелые признаки: эпилептические припадки с судорогами всего тела, кончавшиеся иногда смертным исходом, буйный психоз, продолжавшийся 2–4 дня и больше, помешательство, понижение остроты зрения; были зарегистрированы случаи омертвения пальцев на руках и ногах, которые пришлось ампутировать, были случаи длительных мучительных судорог. Во время пребывания в Сарапульском округе автору пришлось лично видеть целые семейства, отравившееся спорыньей, при чем обыкновенно раньше всех умирали дети, а оставшиеся в живых взрослые не имели силы ни на какую работу. Больные имели исхудалый вид, землистый цвет лица, апатичный взгляд[6].

Народная культура почитания спорыньи, естественно, не улучшала ход эпидемии 1926–27 гг. «Были случаи, когда одни и те же лица обращались за помощью несколько раз, очевидно, или не считая зараженный хлеб причиной заболевания, или не имея возможности

---

[6] Рождественский, Н. А. Отравление спорыньей в Сарапульском округе в 1926 году. ЗРВ V, 1928. С. 353–354.

есть хлеб доброкачественный», — отмечает Рождественский[7]. В данном случае верно и то, и другое. О том, что в течение эпидемии часть населения осознала вред зерна, нам говорит повышенная в два раза цена муки предыдущего урожая[8]. Но поначалу во вред спорыньи большинство населения не верило. Максудов отмечает уже традиционное отрицание крестьянами вины спорыньи в заболевании:

> Население в начале токсидемии совершенно не верило, что заболевание вызвано примесью спорыньи к хлебу. Одни считали это божьим наказанием, другие смотрели на рафанию, как на «поветрие», заразную болезнь, третьи видели в ней результат простуды. Некоторые крестьяне указывали мне, что в голодный год им приходилось есть и лебеду, и древесную кору, и мякину, — однако корчи не было. Приходилось слышать и такие рассуждения: «Спорынья родится в самом хлебе, чтобы хлеб был спорый, а не для отравы». В Сарапульском Окрздравотделе мне сообщили, что в Рябковском районе один крестьянин, желая доказать безвредность спорыньи, съел около стакана чистой спорыньи и — на другой день умер…

Отношение крестьян деревни к объяснению причин корчи уполномоченный выразил так: «Кто говорит от спорыньи, а кто от простуды, никто по правде не знает… Я сам ничего не признаю». В доказательство он приводил то, что он сам с осени ест спорыньевый хлеб, а его вот не корчит. И в других деревнях особенно старики вели

---

[7] Ibid. С. 354.
[8] Ibid. С. 351.

кампанию против признания примеси спорыньи к хлебу за причину заболевания корчей, мотивируя тем, что они едят такой же хлеб, а вот их не корчит.

По словам районных врачей Сарапульского округа только после широко проведенной санитарно-просветительной работы часть крестьян поняла и убедилась во вреде спорыньи, но большая часть до самого последнего времени оставалась при убеждении, что заболевание происходит не от употребления спорыньевого хлеба, а от простуды. И еще в марте крестьяне продолжали местами питаться хлебом, содержавшим спорынью [9].

Осенью 1927 года эпидемия повторилась: «население, не оправившееся еще от отравления в прошлом году (нам доставлены сведения, что некоторые заболевшие окончательно не излечились, и многие из них до сего времени страдают эпилептическими припадками), снова питалось зараженным хлебом и снова заболевало» [10].

Заметим также, что на своем рисунке Моор не отобразил еще одну примету тех лет — нашествие саранчи. Оно продолжалось в течение трех лет перед эпидемией, в СССР был даже снят короткий черно-белый сюжет, рассказывающий о «зловещей туче саранчи, ворвавшейся на поля южных районов страны» летом 1925 года [11]. В июне 1926 года Крымский совнарком объявил угрозу по саранче: «саранчи так много, что она покрывает землю сплошь» [12]. К июлю «въ Астраханской губерніи

---

[9] Максудов, 1927, С. 1158–1159.

[10] Рождественский, 1928. С. 355.

[11] Нашествие саранчи, 1925 г. (https://youtu.be/bWM5wpNBQpM).

[12] Саранча въ Крыму. // Возрожденіе. Т. 2. № 389. 26 Іюня 1926. С. 2.

наблюдается небывалое нашествiе саранчи»[13]. Саранча распространяется вдоль Волги. На борьбу с саранчой только в одном районе Северного Кавказа в 1926 году выделяется 300 тыс. рублей, хотя компания заканчивается «почти безрезультатно», и «не менее значительная сумма была потрачена на химическую борьбу в саранчовую компанию лета 1927 г.»[14] Микологической лабораторией Ячевского рассматриваются методы борьбы с саранчой с помощью энтомофторовых грибов.

Распространение спорыньи отмечалось в других странах в то же самое время. Другой вид спорыньи в 1926 году был обнаружен в Индии[15]. В том же году спорынья описана в Уганде[16]. На следующий год та же африканская спорынья описана в Бирме (Мьянма)[17]. Что касается непосредственно *Claviceps purpurea*, то параллельно с эпидемией в СССР отравление ржаной спорыньей шло в Великобритании.

Эта параллельная английская эпидемия выглядит особенно интересно, и удивительно, что на это совпадение по времени никто до сих пор не обратил внимания.

Первые еврейские поселенцы начали оседать в Манчестере еще в конце XVIII века. С середины XIX века в город начали прибывать многочисленные эмигранты из Российской империи, Пруссии, Польши и Галиции. К концу века восточноевропейские евреи составляли большинство приехавших. К 1914 году еврейское население Манчестера насчитывало около 30 тысяч человек, большинство из которых прибыло из России. Привезли

---

[13] Саранча. // Возрожденiе. Т. 2. № 421. 28 Iюля 1926. С. 2.

[14] Бенуа, К. А. Грибные болезни саранчи. 1928. С. 7.

[15] Ajrekar, S. L., J. Ind. Bot. Soc., 5, 55, 1926.

[16] International Mycological Institute, IMI accession number 14170.

[17] IMI accession number 14172.

иммигранты с собой и любовь к черному хлебу. Последствия этой привычки сказались в 1926 и 1927 гг., когда врач Джеймс Робертсон начал отмечать первые признаки заболевания (практически во всех публикациях эта эпидемия датируется 1927 г., но первые случаи отмечались, согласно описанию авторов, за 18 месяцев до публикации от 25 февраля 1928 г., т. е. с августа 1926 г.). Первыми забеспокоились портные, которые стали попадать иголкой по пальцам, но не чувствовали этого. Их конечности похолодели и онемели, работать стало затруднительно. Ощущение зуда и ползающих под кожей насекомых преследовало больных во всех отмеченных случаях. Нервозность, депрессия, головные боли и боли в животе были частыми, а в более серьезных случаях появлялась нетвердость походки. Было обнаружено, что страдает от странной болезни лишь еврейское население, и только те, кто по привычке питается ржаным хлебом. Признаки заболевания намного более явно проявлялись у российских, польских и немецких евреев, чем у евреев английского происхождения [18].

Осенью 1927 года вспышка повторилась, всего заболевших было около 200 человек. Когда обнаружилось, что в семьях заболевают именно те, кто ест ржаной хлеб, а те, кто не ест — здоровы, диагноз хронического отравления спорыньей стал очевиден. Анализы подтвердили наличие 1% спорыньи в муке, из которой пекли хлеб. Врачи запретили пациентам есть ржаной хлеб, и больные стали быстро выздоравливать. У одного мужчины 47 лет обнаружилась сухая гангрена обеих рук. Оказалось, что первые признаки онемения больной стал испытывать еще с конца 1925 г. но черный хлеб есть

---

[18] Robertson, J, Ashby H. T. Ergot poisoning among rye bread consumers. BMJ, 1928.

не переставал, чем обрек себя на ампутацию пальцев. Прекратив позже по совету врачей питаться ржаным хлебом, он почувствовал себя лучше. Только у одного больного выздоровление шло необычно долго, но в конце концов доктор Робертсон выяснил, что этот пациент, не веря во вред спорыньи, все равно продолжал тайком есть ржаной хлеб вопреки указаниям врача. Галлюцинаций и психозов в этой эпидемии в явном виде отмечено не было. По сравнению с одновременной советской она была легкой, даже без смертельных случаев.

Министерство здравоохранения послало в Манчестер своего работника доктора Моргана с целью изучения дополнительных фактов относительно болезни, ее причинной обусловленности, а также для выработки необходимых мер по предотвращению повторения подобных вспышек. Было выяснено, что фактически вся рожь, используемая для выпечки хлеба в Манчестере, выращивалась в Южном Йоркшире. При этом мельники и в Манчестере, и в Ливерпуле не веяли и не просеивали зерно перед помолом, так как были уверены в качестве этого зерна, а со спорыньей раньше не сталкивались. Мельникам было предписано отныне установить необходимое оборудование и производить очистку ржаного зерна.

«Рожь в нашей стране редко — если вообще когда-либо такое бывает — свободна от спорыньи, — записал в своих выводах Морган, — и степень ее заражения изменяется из года в год в каждом районе, в зависимости от сезона, погоды, семян и других условий»[19].

Но какие «другие условия» обеспечили синхронные эпидемии эрготизма в далеких друг от друга местах,

---

[19] Morgan, M. T. Report on an outbreak of alleged ergot poisoning by rye bread in Manchester. J Hyg, 1929.

за тысячи километров? Никто таким вопросом не задавался. Как и тем, случайно ли перед и во время эпидемий происходило нашествие саранчи.

Пока же рассмотрим некоторые характерные события во время одновременных эпидемий в СССР и Великобритании. В обеих странах резко повысилась политическая напряженность. В СССР зимой 1926–1927 г. возникла так называемая «военная тревога», сейчас позабытая даже многими историками. Страну охватило ощущение неизбежно надвигающейся войны. Эта паника настойчиво зазвучала в речах крупных политических деятелей СССР и широко распространилась в народе. Англия тем временем тоже озаботилась поиском шпионов Коминтерна, и в мае полиция произвела обыск в советско-английском АО «Аркос» в Лондоне. В Советском Союзе это было воспринято как подготовка настоящего «крестового похода» против СССР, что привело к дальнейшему нарастанию военного психоза. К концу мая Британия разорвала торговые и дипломатические отношения с СССР, персоналу посольства СССР предписывалось покинуть пределы Великобритании в 10-дневный срок. Поэтому некоторые историки вместо «военной тревоги» используют для событий того времени термин «Англо-советский конфликт 1927 г.» В Москве с еще большей горячностью заговорили о «нависшей военной угрозе». По стране прокатились митинги протеста против враждебного акта со стороны Великобритании. ЦК ВКП(б) выступил с обращением «Ко всем организациям ВКП(б). Ко всем рабочим и крестьянам», в котором призвал советский народ быть готовым к отражению империалистической агрессии. Сталин в телеграмме Менжинскому от 23 июня санкционировал «повальные аресты» английских шпионов. «Война неизбежна», — прямо заявил Зиновьев на июльском пленуме ЦК ВКП(б)[20]. Сталин в своей статье в «Правде» утверждал то же самое: «Едва ли можно сомневаться, что основным вопросом современности является вопрос об угрозе новой империалистической войны»[21]. Население в преддверии войны бросилось скупать соль, сахар, макароны, муку и керосин. Президиумом ЦС Осоавиахима СССР была принята резолюция о военной подготовке трудящихся. Поиски иностранных шпионов привели к ужесточению карательной политики, была введена в действие печально известная 58-я статья УК СССР.

В этом конфликте у обеих сторон был ряд понятных и реальных политических и социологических предпосылок. Англия обнаружила секретные советские документы, подтвердившие подрывную деятельность московского Коминтерна в Соединенном Королевстве и Китае, СССР столкнулся с убийством Войкова в Варшаве, терактами РОВС в Москве, Ленинграде и Минске, что свидетельствовало об активизации борьбы белогвардейской эмиграции. Но только ли это спровоцировало военный психоз в СССР? Были ли для него достаточно рациональные причины? Историки, изучающие этот период, утверждают — нет, никто на СССР реально нападать не собирался.

---

[20] цит. по Симонов, Н. С. Военно-промышленный комплекс СССР в 1920–1950-е годы: темпы экономического роста, структура, организация производства и управление. М.: РОССПЭН, 1996.

[21] Правда, 28 июля 1927, цит по Исянгулов, Ш. Н. «Военная тревога» 1927 года и проблема военного обучения. Вестник Челябинского государственного университета. 2009. № 10 (191).

Глава 9

Военная тревога 1927 года

Центр Франции подвергся в это время своеобразной эпидемии, известной под названием «Великого страха» и в каждом почти городе повторялась приблизительно одна и та же история... Как внезапно в знойный день на безоблачной синеве неба вдруг появляется черная грозовая туча, так же растет и множится по городу подобный слух о близком нападении, наполняя сердца и умы мирных обывателей неописуемым ужасом... Тотчас же все вооружаются. Ружья, штыки, пики, топоры и даже рабочий инструмент — все собирается, чтобы оказать отчаянное сопротивление врагу. Формируется милиция; наиболее отважные образуют передовой отряд, который уже спешит навстречу неприятелю...

О. Кабанес, Л. Насс. Революционный невроз (1906)

Сейчас о событиях 1927 года, называемых специалистами «военной тревогой», помнят далеко не все, поскольку последствия этой паники не привели к какому-нибудь яркому и заметному историческому эффекту — как, например, Великий страх плавно перетек в Великую французскую революцию. С другой стороны, просто информационное поле изменилось — если выключить радио и репродукторы, из которых об уже свершившейся военной интервенции империалистов все-таки не говорят, а питаться исключительно слухами, распространяемыми теми, кто якобы «только что приехал из соседнего города и лично видел, как заполонившие страну английские диверсанты сжигают поля», то классический французский Великий страх мог бы произойти и в СССР. Разница между событиями всего лишь в установке: «империалисты точно нападут, война начнется скоро» или «враг уже здесь, в соседнем селе, завтра придет в нашу деревню и сожжет урожай».

15 февраля 1927 г. Информотдел ОГПУ сообщил в ЦК ВКП(б): «После опубликования в прессе речей тт. Ворошилова и Бухарина на XV Московской губпартконференции среди городского и сельского населения распространились по многим районам Союза слухи о близкой войне. На этой почве в отдельных местностях среди некоторой части городского и сельского населения создалось паническое настроение. Местами население старалось запастись предметами первой необходимости: солью, керосином, мукой и т. п. Иногда частичный недостаток некоторых наиболее ходовых товаров расценивался населением как признак приближающейся войны. Крестьяне пограничных районов стараются обменять советские деньги на золото. Местами золотая пятирублевка ходит за 10-12 червонных рублей. Отмечаются случаи отказа крестьян продавать хлеб и скот на советские деньги, благодаря чему сокращается подвоз этих товаров на рынок».

В конце 1927 г. положение на потребительском рынке стало уже отчаянным. В центр пачками поступали из различных районов страны телеграммы и сообщения о том, что «обыватель буквально ошалел и стал тащить из кооперативных лавок не только хлебопродукты, но и все — макароны, муку, соль, сахар и т. д.»[1]

«Военная тревога» не сопровождалась такими явными проявлениями народного психоза, как Великий страх — никто не сбегал из домов, чтобы спрятаться в лесу (по крайней мере, это неизвестно), а за паникерами присматривало ОГПУ (органы со своей вечной паранойей как раз и попали в основной контекст Великого страха: «враг уже здесь»). Но «военная тревога» имела свои серьезные последствия — создала экономические проблемы, резко подстегнула сталинские индустриализацию и коллективизацию, ускорила свертывание НЭПа, инициировала поиски внутренних врагов, шпионов и диверсантов, обострила борьбу с троцкизмом. В последнем, кстати, некоторые историки и усматривают определенный смысл:

> Все эти разрозненные события советское руководство представляет, как звенья единого заговора, который должен завершиться неминуемой — в ближайшее время — войной, нападением империалистических держав. В историю этот эпизод вошел под названием «военная тревога 1927 года». Историки спорят: верили ли сами советские руководители, прежде всего Сталин, в неминуемость военного нападения на СССР. 1927 год был самым спокойным годом

---

[1] Симонов, Н. С. «Крепить оборону страны Советов»: «Военная тревога» 1927 года и ее последствия // Отечественная история. М., 1996. No 3.

в мире после окончания войны. Экономические отношения с Западом развивались. Но «военная тревога» давала Сталину дополнительный аргумент в пользу быстрейшей ликвидации оппозиции, которая «подрывает единство» перед лицом империалистической интервенции[2].

Другие историки пошли еще дальше, и то, что в вышеприведенной цитате было аккуратно заявлено «дополнительным аргументом», объявили непосредственной целью:

В 1990 г. была опубликована статья видного историка-международника Л. Н. Нежинского, убедительно доказавшего, что в конце 1920-х – начале 1930-х гг. реальной военной угрозы для СССР не существовало... Эта статья подтолкнула исследователей к изучению вопроса о цели нагнетания массового военного психоза в стране в конце 1920-х гг. Сам Л. Н. Нежинский предлагает искать ответ на этот вопрос во внутренней политике СССР. По его мнению, причины конструирования и внедрения в массовое сознание тезиса о военной угрозе заключаются в желании лично Сталина и его окружения решить с его помощью ряд проблем: утвердить сталинскую модель форсированной индустриализации, ужесточить режим внутри страны, убрать политических противников, закрепить привилегированное положение государственно-партийного аппарата[3].

---

[2] Геллер, М., Некрич, А. История России 1917–1995. Т. 1. Утопия у власти 1917–1945. London : Overseas Publications Interchange Ltd, 1986. С. 228.

[3] Ушакова, С. Н. Идеолого-пропагандистские кампании как способ социальной мобилизации советского общества в конце 1920-х — начале 1940-х гг. Автореферат диссертации, 2001.

Предположение, что «военная тревога» была специально придумана для разгрома оппозиции и продвижения индустриализации, представляется лишь рационализацией и попыткой привязать к феномену привычный для мышления XX века антропоцентрический фактор. В таком дискурсе естественно представлять «заданность» событий волей определенных групп людей и наличие у этих групп неких скрытых, но осмысленных оснований для действий. Возможность существования внесоциальных факторов и спонтанности развития событий в таких моделях не учитывается, а разумность и адекватность действий политической элиты переоценивается. То, что «военной тревогой» в результате воспользовались для решения различных политических задач — очевидно и естественно. И в процессе раскрутили панику еще больше, как бы подтверждая бытующую в 20-х расшифровку аббревиатуры РСФСР: «Редкий случай феноменального сумасшествия России». Но какие у нас есть основания считать, что советские руководители сами не поддались этой панике? Для анализа обстановки важнее не последствия «тревоги», а ее предпосылки. И в этом аспекте историки практически единогласны — реальных оснований для паники не было. Однако «страх войны» быстро разросся до милитаристского психоза.

Кратко это умонастроение было выражено в 1927 году Маяковским в стихотворении «Ну, что ж»: «Раскрыл я с тихим шорохом глаза страниц… и потянуло порохом от всех границ». Маяковский видит, что в условиях «угрозы и войны» молодому поколению теперь «в грозе расти».

Действительно, зимой 1926–1927 годов в советской прессе и в речах крупных политических деятелей СССР настойчиво звучала тема надвигающейся войны. Подобные высказывания производили сильное впечатление не только на рядовых граждан первого в мире государства рабочих и крестьян. Так, один из британских дипломатов в своем докладе, направленном в Лондон в январе 1927 года, отмечал: «…С каждым днем становится все очевиднее, что существующая ныне паника, которая слышится в каждом публичном выступлении и читается в каждой статье партийных лидеров, не поддельная, а на самом деле отражает чувства и эмоции Коммунистической партии и Советского правительства, и эта нервозность успешно передается всему народу»[4].

Вывод Горбунова — серьезных оснований для паники в докладах аналитиков военной разведки тем не менее не было: «не зафиксировано никаких крупных мероприятий, свидетельствующих о возможной подготовке к будущей войне», и «советские вожди не могли не знать всего этого». Автор так и назвал свою статью: «Безосновательная тревога».

Николай Симонов считает, что «„военная тревога" 1927 г. была далеко не напрасной», но на отсутствие реальных поводов для истерии указывает однозначно:

В настоящее время историки-международники убедительно доказали, что ни в середине, ни в конце 20-х гг. на СССР никто не собирался нападать. Общественное мнение в странах – победительницах в Первой мировой войне было, в общем, пацифистским. Германия, где возникли сильные реваншистские настроения, не имела

---

[4] Горбунов, Е. Безосновательная тревога. НВО № 561, 2008.

в соответствии с условиями Версальского мирного договора вооруженных сил, способных вести наступательную войну. У ближайших соседей СССР отсутствовали согласованные на уровне генеральных штабов стратегические и оперативные планы внезапного нападения и разгрома «первого в мире социалистического государства». У Великобритании, консервативное правительство которой было готово в 1927 г. разорвать с СССР дипломатические отношения, не было общей с СССР сухопутной границы[5].

Собственно, доказывать сейчас необоснованность паники представляется даже излишним, поскольку мы и де-факто знаем, что никакой войны тогда не произошло. Историки просто показывают, что ее «и не могло быть».

Осознали это советские руководители, похоже, уже к концу года, что мы можем увидеть на примере расформирования полков Осоавиахима. В государственном бюджете СССР на 1927/28 г. общие расходы на оборону возрастали до 1 млд. руб., по сравнению с 780 млн. рублей в 1926/27 г., но этого показалось мало: решено было использовать различные формы военного обучения населения. Центральный Совет Осоавиахима страны обратился с воззванием «Ко всем членам Осоавиахима, ко всем трудящимся Союза ССР», в котором предлагалось провести во всех организациях общества неделю смотра и удвоить свои ряды в эти дни. На следующий день было принято решение начать кампанию «Наш ответ Чемберлену», продолжением которой должна была стать «Неделя обороны». 24 июня 1927 года президиум ЦС Осоавиахима СССР

---

[5] Симонов, 1996.

принял резолюцию о военной подготовке трудящихся, что подразумевало кружки военных знаний, стрелковые кружки и авиахимотряды. К концу лета Осоавиахим уже приступил к формированию войсковых организаций общества. Просуществовали эти войска, впрочем, недолго. Созданные в момент паники летом-осенью 1927 года войсковые организации Осоавиахима (только в одной Башкирской АССР было создано 5 полков, 5 отдельных батальонов и 1 отдельная рота) были расформированы уже в начале 1928 года.

В научной литературе на сегодняшний день никак не комментируется ликвидация войсковых формирований общества, вполне возможно, что руководство увидело в них «троцкистскую» опасность всеобщей военизации населения. Чрезмерная военная активность гражданского населения, наблюдавшаяся в стране и в республике во второй половине 1927 г., таила в себе несомненную опасность для руководства СССР. В таких условиях необходимо было срочно обуздать энергию масс и оборонной организации, что и было сделано[6].

Фактически, при таком взгляде предполагается, что паранойя руководства только усилилась — с августа власти стали формировать войсковые организации, а к декабрю этих войск сами испугались (ЦС Осоавиахима СССР принял циркуляр о ликвидации военных формирований уже в декабре). Но в дальнейших событиях явных признаков истерии не просматривается, поэтому мы можем посмотреть на происходившее

---

[6] Исянгулов, Ш. Н. «Военная тревога» 1927 года и проблема военного обучения. Вестник Челябинского государственного университета. 2009. № 10 (191). С. 60.

с противоположной точки зрения — психоз 1927 года, затронувший также и власти, просто пошел на спад. И это хорошо коррелирует с особенностями урожаев 1926–1928 гг. Собственно, различие между Великим страхом и Военной тревогой (пора уже величать ее с заглавной буквы и без кавычек) состоит не в деталях самой паники, а в том, что распространение спорыньи во время Великого страха изначально можно было только предполагать и доказывать косвенно, через нарративные источники, записи врачей и пр., а время Военной тревоги де-факто пришлось на крупнейшую эпидемию эрготизма в XX веке. В засушливом 1928 году спорыньи уже не было, в 1929 году дипломатические отношения с Великобританией были восстановлены.

Заметим, что в процитированных выше публикациях есть один общий характерный момент — утверждение, что «нервозность успешно передается всему народу» сверху, что слухи о близкой войне появляются в народе только «после опубликования в прессе речей» крупных политических деятелей СССР. Однако историки забыли о фольклоре. Любая власть считает, что ей выгодно поддерживать народ «в тонусе» угрозой внешнего врага. Так было всегда, аналогичное запугивание «пасомых» мы можем увидеть даже в соборном послании апостола Петра: «Трезвитесь, бодрствуйте, потому что противник ваш диавол ходит, как рыкающий лев, ища, кого поглотить» (1 Пет 5:8). Советские власти угрозой войны с империалистами пугали население и ранее (фильм 1925 г. о «газе Наполеона», например), но, несмотря на «подготавливаемую империалистами газовую атаку», народ так не паниковал. Значит ли это, что пропаганда скорой войны к 1927 году стала более убедительной, и в нее действительно поверили? Если мы отвлечемся от документов ЦК ВКП(б), стенограмм конференций и протоколов выступлений, но обратимся к народному фольклору, то увидим, что все могло происходить ровно наоборот — слухи о грядущей войне спонтанно пошли снизу и передались наверх (а уже оттуда бумерангом вернулись в народ — это самоподдерживающаяся реакция). Не после «речей на XV Московской губпартконференции» (она прошла в январе 1927 г.) возник в народе этот страх реально надвигающейся войны. Изначально он начал распространяться на Урале среди крестьян после уборки урожая летом 1926 года — то есть именно там, где разворачивалась в тот момент эпидемия эрготизма. И такими страхами живо интересовалось ОГПУ. А сводки о народном фольклоре шли в Политбюро, подогревая психоз — классическая положительная обратная связь.

Эти сводки о настроениях собирались оперуполномоченными каждый день по заданной матрице (иногда при помощи специальной группы информаторов): агент обязан был зафиксировать, где именно и в какой ситуации услышан текст; если он не знал имени рассказчика, то должен был максимально подробно описать его предположительную социальную принадлежность. Таким образом, в поле зрения властей стало попадать огромное количество текстов, по мнению властей, репрезентирующих мнение «безмолвствующего большинства». С 1922 года ежедневная информация с мест из сводок ЧК стала объединяться в госинформсводку, которая поступала членам Политбюро[7].

---

[7] Архипова А.С., Неклюдов С.Ю. Фольклор и власть в закрытом обществе. // Новое литературное обозрение. 2010. № 101. С. 84-108.

В этом собираемом чекистами фольклоре нас заинтересует одна циклично повторяющаяся быличка, которая позже в материалах НКВД получит зловещее название: «Легенда о мешке с хлебом, луже крови и таинственном старике».

Глава 10

Хлеб и кровь

— Какие порошки? Надо позвать доктора... Ты — отравилась чем-нибудь?
— Тише! Это — спорынья, — шептала она, закрыв глаза. — Я сделала аборт.

М. Горький. Жизнь Клима Самгина

Видения «кровавого хлеба» не закончились в средневековье. Они продолжались в Европе и в новое время, представляясь христианам «евхаристическими чудесами». Особый вид такие легенды приобрели в СССР, наложившись на местные фольклорные мотивы. В этих народных рассказах мы уже не видим просто красного хлеба, хлеб и кровь символически отделены друг от друга. Кроме того, кровь здесь предсказывает скорую войну. За такими быличками пристально следит ОГПУ, а затем НКВД.

С самого момента возникновения советская власть сделала одной из своих важнейших задач контроль над распространением информации в формируемом «новом обществе», однако фольклорные тексты — то есть тексты, по определению, анонимные, устные и репрезентирующие взгляды не одного человека, а целой группы — плохо поддавались такому контролю известными ранее методами. Поэтому в самом начале существования Советского государства карательные органы обратили пристальное внимание, с одной стороны, на городской «новый фольклор» (этот самый «язык улицы») и, с другой, на деревенские слухи и былички, в которых они усматривали контрреволюционную агитацию.

Особенное внимание властей привлекал сюжет былички, в которой крестьянин видит гроб с кровью и неподъемный мешок с хлебом, а встреченный далее загадочный старик интерпретирует это как предсказание войны и голода. Сравните два текста:

- *По дороге через лес к П.-Володарску шло несколько мужиков, где увидели груду несмолоченной ржи, они этому удивились, откуда в лесу же могла взяться рожь, стали растаскивать, в середине оказался гроб, внутри гроба – кровь, они испугались этого через несколько сажен (нрзб.) попадается навстречу женщина спрашивает что они видели (нрзб.) когда они рассказывают женщина превращается в Богородицу и говорит что это (нрзб.) знаменье божье, рожь означает голод, а гроб и кровь войну и так исчезает. Эта «агитация» охватила всю волость (сведения из сводки ОГПУ 1928 года по Ярославской области).*
- *На днях должна быть война Советского Союза с капиталистическими странами. Об этом мне известно из разговоров с гражданами села*

Рогаткино, которые ездили в село Дубровку и по дороге нашли мешок с хлебом. Они попробовали взять его, но не смогли поднять, хотя их было несколько человек. Далее по дороге им попалась другая находка — ведро с человеческой кровью, вызвало у них недоумение, и они поняли, что эти находки обозначают какую-то загадку, которую им разгадал встретившийся на дороге неизвестный старик. Этот старик объяснил, что мешок с хлебом обозначает, что в 1937 году будет сильный урожай, а ведро с кровью означает, что в этом году будет война и большое кровопролитие (рассказ колхозницы М.В. Прытковой, записанной в 1937 году оперуполномоченным НКВД в АССР немцев Поволжья).

«Органы» видят в этих рассказах явную антисоветскую агитацию, однако сам сюжет представляет собой традиционный фольклорный мотив «неподъемной сумочки», известный по былине о Святогоре, а варианты сюжета с гробом и кровью были распространены в Западной Европе еще в XVI веке.[1]

Отметим, что филологи, предлагая нам сравнить два текста, не выходят за рамки непосредственно фольклористики (как в истории с двигой) и дискурса карательных органов. А здесь именно тот случай, когда это необходимо. Данные тексты имеет смысл сравнить не произвольно, по признакам «похожести», а задуматься о том, когда волны таких быличек появляются впервые (авторы эти начальные даты знают, но не придают им значения). И тогда уже можно задаться вопросом:

---

[1] Архипова, А.С., Неклюдов, С.Ю. Фольклор и власть в закрытом обществе. // Новое литературное обозрение. 2010. № 101. С. 84-108.

а что изначально спровоцировало появление таких быличек именно в конкретные годы, причем, как мы увидим, в одно и то же время — время уборочной страды?

Былички появлялись и массово распространялись по разным областям два раза. Посмотрим на истоки первого цикла. Это не процитированный выше 1928 год: первая волна таких легенд пошла двумя годами раньше. Впервые быличка была записана известным фольклористом и этнографом Николаем Евгеньевичем Ончуковым в 1926 году. Ончуков преподавал фольклор в Ленинградском университете и часто ездил в экспедиции. В том году его послали на Урал.

> В 1926 г. на Урале записан рассказ «о старике из дивьих людей». Он растолковывает едущему на съезд коммунисту знамения грядущих бед: увиденные на дороге мешок с зерном, «кадь, полную крови», и гроб: «Едет, нагоняет старика небольшого роста с батожком. „Путь дорога", — говорит коммунист. «Довези меня», просит старик. „Нет, — отвечает коммунист, — не могу посадить, лошадь устала". „Все-таки ты меня посади, — говорит старик, — скорее доедешь». Коммунист посадил старика. ...Едут, старик и спрашивает: „Ты чего не видал ли дорогой?» — „ Видел", — говорит партиец и рассказывает, что видел. „Это знамения вам. ...Мешок с хлебом предвещает большой урожай. Кадь с кровью — страшную, кровавую войну на полсвета, в крови плавать будете. Но хлеб тогда еще будет. А будет еще хуже: это гроб — голод, мор и люди будут так умирать, что некому будет и хоронить друг друга»[2].

---

[2] Власова, М. Н. Русские суеверия: Энцикл. слов. СПб, 2000. С. 137.

«Дивьи люди» в этом рассказе — невидимые подземные карлики уральского фольклора, иногда то же, что и «чудь белоглазая» (как ни странно, видения карликов вообще часто связаны с отравлением спорыньей, но это отдельная тема). В данной быличке старик, отведенный коммунистом в «чрезвычайку» за предсказание войны — «мор от войны ближе по времени, чем война от урожайного года» — пропадает прямо из «чижовки» (арестантская, каталажка на уральском жаргоне): «а когда его хотели допросить, он исчез»[3] (сюжет с исчезающим карликом довольно характерен, можно сравнить со свидетельством французского булочника об исчезающем марсианском карлике в главе об НЛО далее).

Сам Ончуков называет точные даты, когда он записывал сказки и былички — «с 20 июля по 10 августа»[4]. Таким образом, теперь мы знаем, что этнограф случайно оказался на Урале во время уборочной страды — ровно в то время, когда там только начиналась крупнейшая в XX веке эпидемия эрготизма: «Единичные случаи отравления спорыньей в Уральской области появились уже в августе месяце, а с сентября отравление приняло массовый характер»[5]. Выходит, что предсказание таинственным «дивьим стариком» мора было для Уральской

---

[3] Ончуков, Н. Е. Из уральского фольклора / Н. Е. Ончуков // Сказочная комиссия в 1926 г.: обзор работ под ред. С.Ф. Ольденбурга. Изд. Гос. русского географического об-ва. 1928. С. 28.

[4] Ончуков, Н. Е. Сказки Тавдинского края / Н. Е. Ончуков // Сказочная комиссия в 1926 г: обзор работ под ред. С.Ф. Ольденбурга. Изд. Гос. русского географического об-ва. 1927. С. 26.

[5] Максудов, Г. А. Токсидемия рафании (эрготизма) в Уральской области в 1926–27 г. // Казанский медицинский журнал. Казань. 1927 (ноябрь, №11). С. 1157.

области даже вполне оправданным и реальным — обещанный мор вскоре начался. Заражение полей было очень большим: «По самым скромным подсчетам Обл. З. У. урожай спорыньи по всей Уральской области в 1926 г. определяется в 100,000 пудов»[6]. Большинство проб базарной муки содержали спорынью в недопустимом количестве. Врачи описывают почти полное отсутствие контроля за зерном и помолом. Зараженная мука свободно развозилась по стране: «к большим упущениям нужно отнести и то, что не был запрещен вывоз зараженного продукта из Уральской области»[7]. Процент спорыньи в зерне превышал все мыслимые (для XX века) пределы и был подобен заражению в средневековые времена:

> Зерно, зараженное спорыньей, встречалось в продаже в различных районах, причем процент зараженности иногда указывался очень высокий. Так, для Сарапула в 30 пробах зерна, взятого на базаре, встречалась зараженность до 3 и даже до 17%. Для других районов приводятся еще более высокие цифры, однако за достоверность их ручаться трудно[8].

В стране тем временем нарастает агрессивность. Активизируются банды хулиганов, по городам прокатывается волна изнасилований, поджогов, погромов и избиений прохожих, вызывая ответные репрессивные меры. В Ленинграде приговаривают к расстрелу основных участников «чубаровского» дела о групповом изнасиловании комсомолки в конце августа, в ответ

---

[6] Ibid, 1154.

[7] Ibid, 1164.

[8] Рождественский, Н. А. Отравление спорыньей в Сарапульском округе в 1926 году. ЗРВ, т. 5. 1928. С. 351.

хулиганы организуют «Союз советских хулиганов», сжигают завод «Кооператор», где работали большинство «чубаровцев», устраивают большой пожар на товарных складах Октябрьской железной дороги; учащаются случаи избиения милиционеров. Сотрудники уголовного розыска быстро вычисляют и задерживают более ста членов «Союза», главарей расстреливают. Вслед за Ленинградом целая волна своих «чубаровских» процессов прокатилась по всей стране. Можно, конечно, посчитать это обострение в общественной жизни всего лишь случайным совпадением во времени, но осень после эпидемии нередко чревата подобными проявлениями (в России — начиная с августа, в Европе — с июля, в Индии — с мая).

Еще в XIX веке было эмпирически замечено, что эпидемии эрготизма обычно полностью заканчиваются к марту следующего года (именно до марта, только особо сильные — до лета). Однако эпидемия, начавшаяся в августе 1926 года, оказалась необычайно затяжной и продолжалась фактически весь 1927 год:

> Далее, следует подчеркнуть весьма интересный факт отравления спорыньей в течение буквально всего года, вплоть до следующего урожая. До сего времени считали, что эпидемия в июне и июле совершенно прекращается. Объяснение такого затяжного характера эпидемии, может быть, заключается в значительном число отравившихся хронически в результате долгого употребления в пищу отравленного хлеба [9].

После страды эпидемия повторилась, хотя и в меньших масштабах. Кроме массовой смертности, злой корчи и гангрены, «часто наблюдались и психозы

---

[9] Ibid, 353.

вплоть до буйных»[10], помешательство[11]. В своих статьях ни Максудов, ни Рождественский не указывают (цензура?), какой процент заболевших советских людей находился в неадекватном психическом состоянии. Однако нам это известно из обзора: в докладе на съезде Максудов (его фамилия там с опечаткой, *Максутов*) отмечал, что расстройство психических функций наблюдалось у 40% пациентов[12]. Изначальное отравление еще до массового появления физических симптомов могло сопровождаться видениями и галлюцинациями, которые, возможно, и нашли свое отражение в обсуждаемой легенде. Нередко появляющийся кроваво-красный цвет испеченного со спорыньей хлеба, давно описанный средневековыми хронистами, также мог вписаться в сюжет былички.

В обзоре «Сказочной комиссии» (1928) легенда о хлебе и крови была приведена, хотя многие собранные сказки Ончукова так и не были напечатаны до недавнего времени. Ончуков был арестован в 1930 году и отправлен в ссылку. Второй раз он был арестован в 1939 году, через два года после того, как описанная им легенда появилась вновь. В заключении он скончался. Не будем гадать, связаны ли его аресты непосредственно со сказками, здесь интересно другое — сама повторяемость этих быличек.

Второй цикл распространения быличек отмечен в 1937 году, то есть через 11 лет после возникновения первой волны.

Летом 1937 г. во время уборочной страды на Волге, в Саратовском крае появилась легенда. Она быстро разошлась среди волжских крестьян

---

[10] Максудов, 1927, 1159.

[11] Рождественский, 1928, 354.

[12] Труды Омского медицинского института, т. 3. 1928. С. 107.

и перекинулась в соседние области. Содержание и стремительность ее распространения насторожили местные органы НКВД, которые тут же взяли и саму легенду и тех, кто ее рассказывал, «на карандаш». В материалах НКВД рассказы крестьян получили таинственное и даже зловещее название — «Легенда о мешке с хлебом, луже крови и таинственном старике»:

> В колхозе «Верный Путь» (Казачкинский район, Саратовская обл.) колхозница Байбара рассказывала: «Из села Казачка шел муж с женой по направлению в село Успенку, и на дороге среди хлебов ржи нашли мешок с хлебом. Стали они поднимать его и никак не поднимут. Тогда они вернулись домой, запрягли лошадь и поехали за найденным мешком с хлебом. Но на том месте, где раньше был мешок, сидела женщина во всем белом и вокруг нее была лужа крови. Когда эту женщину спросили, где мешок, она ответила, что мешка нет и вы его не возьмете. Этот мешок предсказывает то, что в этом году будет сильный урожай, но убирать его будет некому, потому что будет сильная война...»[13].

Такие легенды возникали в разных деревнях, но все они были очень похожи. Хлеб, кровь, толкователь, грядущая война — различались только детали:

> В других вариантах легенды (всего в материалах НКВД их пять) также появлялись то огненные столбы, то чаны с кровью, то старик, который толкует виденное, то «женщина в белом» — образ смерти в народных сказах. Слухи о скорой

---

[13] Осокина, Е. А. Легенда о мешке с хлебом: кризис снабжения 1936–1937 года // Отеч. история. М., 1998. № 2. С. 92.

войне в обстановке ухудшения международной ситуации удивления не вызывают. Привлекает внимание другое. Во всех вариантах легенды в центре неизменно оставался неподъемный мешок с хлебом, который вроде бы и лежит на виду посреди дороги, да взять его крестьянин не может[14].

Мешок, собственно, тоже особого удивления вызывать не должен, если мы представим, что в таких быличках отражались не только исключительно фольклорные мотивы «неподъемной сумочки» и галлюцинации, но и предупреждение «толкователя»: прямой намек на то, что урожай будет большой, но зерно брать нельзя — оно не пригодно в пищу, поэтому и будет голод и мор; еще Иисус знал, что с народом надо говорить притчами.

Также возможно, что упомянутые огненные столбы (нередко появляющиеся в описаниях больных во время эпидемий эрготизма) — не всегда фантазия или галлюцинация, иногда это может быть аврора, северное сияние в непривычной для него широте, вне авроральных овалов. Подобное явление, напугавшее множество людей, наблюдалось по всей Европе через несколько месяцев (25 января 1938 г.), доходя на юге до Сицилии и Португалии, и перепуганные жители звонили в пожарные части, принимая красное сияние за огонь. Это не просто совпадение, распространение спорыньи неплохо коррелирует с солнечной активностью. Аврору порождает солнечный ветер, а 1937 год был годом солнечного максимума. Отметим также, что и в 1927 году без огненных столбов не обошлось: «в феврале 1927 г. на Урале ходили

---

[14] Осокина, Е. А. За фасадом «Сталинского изобилия». Москва. РОССПЭН, 1999. С. 270.

слухи об „огненных столпах на небе, какие были перед германской войной"»[15].

Итак, у нас есть два эпизода первоначального появления легенд о хлебе и крови. Оба эпизода зафиксированы летом во время сбора урожая. Изначально легенда появляется там, где разражается крупнейшая в XX веке эпидемия эрготизма. Вторичное появление легенды происходит в 1937 году. Оба года были аномально влажные. В эпицентре заражения 1927 года «за июнь, июль и август по всему округу осадков выпало почти вдвое больше против нормы»[16]. В 1937 году в некоторых областях от повышенной влажности весной гнили даже сами рожки спорыньи[17]. Помимо параноидальных страхов, нарушения мышления, психозов и галлюцинаций, отравление спорыньей чревато непроизвольными абортами, что может объяснить нам образ сидящей в луже крови женщины в некоторых разновидностях легенды. С учетом запрета абортов с 1936 года и увеличением, соответственно, незаконных абортов (выполняемых с помощью все той же спорыньи), это было более актуально в 1937 году.

Значит ли это, что фоновое отравление спорыньей могло не только усилить (или даже спровоцировать) Военную тревогу, внезапно охватившую страну в 1927 году, но и добавить истерическую составляющую в массовые репрессии 1937 года? Случайно ли этот очередной год арестов и расстрелов «врагов народа» — что происходило тогда каждый год и без всякой спорыньи — резко

---

[15] Голубев А.В. «Если мир обрушится на нашу Республику». М. 2008..

[16] Рождественский, 1928, 349.

[17] Владимирский, С. В. Географическое распространение и зоны вредоносного значения спорыньи в СССР. // Советская ботаника, 1939. № 5. С. 79.

выделился из ряда ему подобных лет и стал годом полноценного психоза, получившего впоследствии название «великого безумия», когда в каждый отдельный день стали расстреливать людей больше, чем за весь год целиком в любой другой год репрессий? Это большой отдельный вопрос, включающий серьезный дополнительный антропогенный фактор в виде деятельности академика Лысенко; здесь мы его рассматривать не будем. Но нельзя не отметить очередное совпадение — в 1937 году также произошло нашествие саранчи. 20 мая 1937 года Иран даже согласился направить своих специалистов по борьбе с этим вредителем в пограничные районы СССР в соответствии с советско-иранской конвенцией по борьбе с саранчой. К концу года была запланирована конференция советского и афганского саранчовых бюро (существовала и такая форма сотрудничества). Пора уже присмотреться к этой постоянно сопровождающей эпидемии эрготизма саранче повнимательнее.

Глава 11

Пушкин и саранча

> *Саранча летела, летела —*
> *И села.*
> *Сидела, сидела, —*
> *Все съела*
> *И вновь улетела...*
>
> Пушкин или не Пушкин?

Хорошо известна историческая байка о том, как Пушкин, посланный графом Воронцовым в мае 1824 года наблюдать за размножением саранчи в Херсонскую губернию, вместо официального донесения о своей командировке, сдал в канцелярию лишь издевательский отчет в стихах (см. эпиграф). После объяснений по этому поводу Пушкин пишет заявление об уходе со службы по собственному желанию и отправляется в ссылку в Михайловское.

Командировка Пушкина по делу о саранче занимает в биографии поэта, и в особенности ее южного периода, довольно значительное место. Эта командировка была одним из обстоятельств, ускоривших разрыв Пушкина с графом

М. С. Воронцовым и затем высылку его из Одессы в село Михайловское...

Бедствие от неурожая плодов, засухи и саранчи, поразившее территорию Новороссийского края в 1823 и 1824 гг., заставило гр. Воронцова, сейчас же по вступлении в должность Новороссийского генерал-губернатора и полномочного наместника Бессарабской области, предпринять ряд мер...

18 марта 1824 г. Комитет министров разрешил приостановить отделку дорог, чтобы освободить от этого помещичьих и казенных крестьян для борьбы с саранчой.

С первых чисел мая со всех концов края стали поступать к гр. Воронцову донесения о том, что саранча начала возрождаться. Наступило время самой напряженной работы. Надо было воспользоваться тем небольшим промежутком времени, когда саранча еще не может летать. Гр. Воронцов, «желая оправдать все ожидания правительства», начал рассылать своих чиновников в разные концы Херсонской губернии, а также, «с высочайшего разрешения», прибег к помощи воинских частей.

С 5 июля стали получаться известия, что саранча в своем движении угрожает Подольской губернии, а с 13 июля начались, наконец, перелеты саранчи, продолжавшиеся и в августе месяце с самыми опустошительными последствиями. Неубранные яровые хлеба погибли.

В Крыму, несмотря на все принятые меры, бедствие приняло еще бо́льшие размеры. «Саранча распространилась в ужасном количестве... Река Салгир была остановлена в течении своем упавшею в нее тучею сих вредных насекомых, и 150 человек несколько дней и ночей работали для очищения протока. Более 300 четвертей собрано оных в одном пункте. Некоторые дома около Симферополя до того наполнены ими, что жители принуждены были выбраться из них». В числе чиновников, командированных гр. Воронцовым на борьбу с саранчой, был и Пушкин[1].

Многие литературоведы (как и процитированный выше Сербский) гневно отвергают саму мысль, что рапорт в стихах «саранча летела, летела…» мог быть написан Пушкиным в действительности. Но почему бы и нет? Зачем делать из «солнца русской поэзии» безжизненный каменно-моральный памятник? Тогда бы он мог и не стать «нашим всем». Поэт был живым человеком, и давно уже понятно, что «сумасшедший и шалопай Пушкин» (определение из письма графа Воронцова) просто получил на командировку 400 рублей (причем как-то ухитрился выписать себе денег «в три раза больше того, что должен был бы получить»[2]), но в реальности вообще никуда не поехал, а проводил «обследование саранчи» в имении Льва Добровольского, празднуя свой день рождения, попивая венгерское вино и читая гостям хозяина первую главу «Евгения Онегина»[3]. Работа по исследованию размножения саранчи проходила у Пушкина напряженно: «отдохнуть поэту не пришлось:

---

[1] Сербский, Г. П. Дело «О саранче» // Пушкин: Временник Пушкинской комиссии / АН СССР. Ин-т литературы. М.; Л.: Изд-во АН СССР, 1936. В. 2. 275-276.

[2] Ibid, 283.

[3] Езерская, Б. Женщины в жизни Пушкина в Одессе. // Вестник №12, 1998. С. 47.

до самого вечера носили во флигель бутылки»[4]. Вышеприведенные стишки о саранче в поведение «шалопая» вписываются вполне гармонично. Однако нас здесь интересует не этот академический вопрос, а непосредственно сама саранча, до которой Пушкин не доехал. Нашествие ее в Новороссии было в тот год очень серьезным.

В Новороссии со времен Екатерины II земли раздавались колонистам при условии их заселения и устройства на них хорошо поставленных хозяйств. В 1804–1824 гг. поселенцами из Южной Германии и Данцига (Восточная Пруссия) были основаны многочисленные колонии на побережье Черного моря. Известный лютеранский пастор Якоб Штах (Jakob Stach) описывает в своих заметках отчаянную борьбу южнорусских колонистов с саранчой в 1823–1825 гг.:

> Уже в первый год поселения (1823) был неурожай. Хотя на полях созревало достаточно злаков, не хватало сена. Падежа скота, к счастью, еще не было. В июне этого года во время сенокоса появилась саранча красного цвета, не летающая, а ползшая со всех сторон по земле, преодолевающая на своем пути все препятствия, даже дома и водоемы, продолжая неуклонно свое нашествие. Через некоторое время в этом же месяце появилась саранча другого вида, серого и зеленоватого цвета, прилетавшая со стороны Азовского моря в затемнявших солнце роях[5].

В следующем году саранча появилась весной.

---

[4] Жизнь Пушкина: переписка, воспоминания, дневники.// ред. В.В. Кунин и др. М.: Правда, 1987. Том 1. С. 550.

[5] Stach, Jakob. Grunau und die Mariupoler Kolonien. Leipzig, 1942. b.7 s.5.

Поселенцы пытались немедленно ее уничтожить — еще до линьки и появления крылышек. Для этого крестьяне на рассвете выходили с ситами в степь, собирали при их помощи копошащуюся живность с травы в мешки, которые затем раздавливались копытами лошадей. Но это мало помогало. Вскоре из бывшей Екатеринославской конторы по вопросам иностранных поселенцев пришло указание давить саранчу при помощи давилок из досок, прикрепленных к лошадиной упряжке, как это уже делалось раньше в Бессарабии и под Одессой. Осуществлялось это следующим образом: сразу же после получения указания каждая деревня изготавливала две давилки. Как только вблизи одной из деревень появлялся рой саранчи, жители других деревень округи на рассвете следующего дня шли с упомянутыми давилками и лошадьми (от каждого хозяина по две лошади) к месту нашествия[6].

Тем не менее, уничтожить саранчу было невозможно. Ущерб от нашествия саранчи в 1824 году в черноморском регионе приобрел такие размеры, что российское правительство было вынуждено предоставить колонистам еще одну отсрочку для выплаты предоставленного кредита.

Но мы также знаем, что в 1824 году зафиксировано как минимум две эпидемии эрготизма. Одна шла в Динабурге[7] (ныне латвийский Даугавпилс). Другая распространялась севернее: «2 августа на Архангельскую губернию обрушилась волна холода и изморозью „повредила хлеб". К голоду прибавились эпидемии цинги,

---

[6] Ibid.

[7] Hirsh, A. Geographical and historical pathology. London, 1885. p. 209.

холеры и „болезнь от употребления хлеба с черными рожками"»[8]. Нашествие саранчи в 1823 и 1824 гг. было также на севере Африки (Магриб) и на юге Франции. В 1823 году в Турции, по свидетельству английского путешественника, «нельзя было бросить шиллинг на землю, чтобы не попасть в саранчу»[9].

Параллельно в Швейцарии, неподалеку от Шаффхаузена, был отмечен характерный психоз, напоминающий деревенское помешательство, описанное Короленко. Герман Леберехт Штрак, профессор богословия в Берлинском университете, позаимствовал этот рассказ у Иоганна Шерра. С явным неудовольствием, но стараясь быть беспристрастным, Штрак приводит данный случай в главе «Преступления под влиянием религиозного помешательства»:

> Родившаяся в 1794 году дочь крестьянина из Вильдисбуха, Маргарита Петер, с детства склонная к болезненно-религиозной мечтательности, окончательно была сбита с толку мистиком Яковом Ганцем; и 13 марта 1823 г. она вместе со всей своей семьей так усердно сражалась топорами, ломами, косами с сатаной, что в нескольких местах провалился пол. 15 марта она объявила: «чтобы победил Христос, а сатана был окончательно побежден, должна быть пролита кровь!». Затем она схватила железный кол, силой привлекла к себе своего брата Каспара и со словами: «вот видишь, Каспар, злой враг хочет твоей души» нанесла ему несколько

---

[8] Борисенков, Е.П., Пасецкий, В.М. Тысячелетняя летопись необычайных явлений природы. М.: Мысль, 1988. С. 206.

[9] Exstacts of Letters from a Gentleman at Smirna, August 29, 1823 // The baptist Magazine. 1824. С. 16.

ударов в грудь и в голову, так что полилась кровь. Каспара уводит отец; удаляется и еще кое-кто. Оставшимся она сказала: «должна быть пролита кровь. Я вижу дух моей матери, которая приказывает мне отдать жизнь за Христа. А вы хотите ли принести свою жизнь в жертву за Христа? «Да», — ответили все. Ее сестра, Елизавета, кричит: «я с радостью умру для спасения души моего отца и моего брата. Убейте меня, убейте меня!» и бьет себя по голове деревянной колотушкой. Маргарита колотит железным молотком свою сестру, ранит шурина Иоганна Мозера и приятельницу Урсулу Кюндиг и приказывает присутствующим добить Елизавету. Елизавета умирает без единого стона со словами: «Я отдаю свою жизнь за Христа!»

Затем Маргарита говорит: «должна быть пролита еще кровь. В моем лице Христос поручился своему Отцу за много тысяч душ. Я должна умереть. Вы должны меня распять». Молотком она ударила себе в левый висок, так что потекла кровь. Иоганн и Урсула наносят ей еще удары, делают бритвой крестообразный надрез на шее и на лбу. «Теперь я хочу, чтобы вы пригвоздили меня ко кресту, и ты, Урсула, должна это сделать. Поди ты, Цези (сестра Сузанна), и принеси гвоздей, а вы пока приготовьте крест». Руки и ноги жертвы пригвождаются к кресту. Силы опять изменяют распинающей. «Дальше, дальше! Пусть Господь укрепит твои руки! Я воскрешу Елизавету и сама на третий день воскресну». Снова раздаются удары молотка: в обе груди жертвы вколачиваются гвозди, также в левый локоть, затем Сузанна приколачивает и правый.

«Я не чувствую никакой боли. Будьте только вы сильны, чтобы победил Христос». Твердым голосом приказывает она пробить ей гвоздь или вонзить нож через голову в сердце. *В диком отчаянии бросаются на нее Урсула и Конрад Мозер и разбивают ей — первая молотком, второй долотом — голову. В воскресенье, 23 марта, приверженцы Маргариты пришли на богомолье в Вильдисбух. Один соскреб кровь с постели, выломал кусочек штукатурки, запятнанный кровью, из стены комнаты и старательно завернул эти реликвии*[10].

Вздохнув, доктор богословия вынужден признать, что вышеизложенное немецким историком литературы Шерром «воспроизведено точно по сохранившимся в Цюрихе документам». И посетовать: «к сожалению, автор много повредил своей книге богохульными нападками на Библию, особенно на Ветхий Завет, и на христианскую религию». В словаре Брокгауза и Ефрона это событие называлось «Вильденспухское распятие» и трактовалось как «одно из поразительных проявлений религиозного помешательства». Но все же, как бы ни относится к христианству, описание не выглядит просто религиозным психозом. Скорее, религия здесь задала лишь вектор, «установку» этого психоза.

Почему все это происходит одновременно? Могут ли психозы, эрготизм и саранча быть как-то связаны? Ряд уже отмеченных совпадений пока еще можно списать просто на случайность, поэтому посмотрим, известны ли другие подобные случаи синхронности в более близкое к нам время.

---

[10] Scherr, J. Die Gekreuzigte oder das Passionspiel von Wildisbuch. St. Gallen, 1860, 219, цит. по Штрак, Г. Л. Кровь в верованиях и суевериях человечества. СПб.: София, 1995.

Глава 12

Прыгающие на деревья

> *Спустя много дней Анна узнала, что Васька наелся спорыньи. Повстречал на ржаном поле мальчишек, они собирают с колосьев угольно-черные рожки, едят. Кое-кто из мальчишек уже пошатывается.*
> *— Мы поспорили, у кого башка крепче! — объяснил друг Колька. — Ты сколько штук можешь съесть?*
> *— Не знаю.*
> *— А ты попробуй! Зашатаешься от одного рожка — голова у тебя слабая, ты не мужик и водку лучше не пей. Штук пять слопаешь и не свалишься — голова крепкая. Говорят, Васька съел не меньше десятка черных рожков и ушел не качаясь, только возле дома его развезло.*
>
> Г. А. Юшков. Родовой знак (1988)

В Европе детям уже давно не приходило в голову употреблять свое любимое лакомство прошлых веков — «хлеб св. Иоанна» (рожки спорыньи). Забыли о спорынье и взрослые, поэтому разгадку отравления в Пон-Сент-Эспри озадаченным врачам пришлось неделю искать в старой энциклопедии предшествующего века. Но если бы жил в Пон-Сент-Эспри кто-нибудь из коми-пермяков или коми-зырян, то он объяснил бы странное поведение горожан скорее. Спорынья не стала для коми музейным наркотиком, как мухоморы у коряков, но ее еще помнили. Однако доза в описании лауреата премии Союза писателей СССР Толь Гень Юшкова выглядит опасной — после упомянутых десяти или даже пяти рожков одним «развезло» дело могло далеко не закончиться, если съесть их в «правильный» год. Таким «правильным» годом оказался 1951-й. Чижевскому бы это не понравилось — психическая эпидемия налицо, а никакого солнечного максимума и близко не было.

Что необычного можно было прочитать в газетах в конце лета и осенью 1951 года? Конечно, газеты регулярно писали о безумии в Пон-Сент-Эспри и следили за ходом расследования. Две недели спустя после начала эпидемии ее причины были уже выяснены:

Париж, 30 Августа. Французские государственные токсикологи подтвердили сегодня, что странное отравление, жертвами которого оказались четверо умерших и десятки сошедших с ума в Пон-Сент-Эспри, вызвано отравлением спорыньей, почти забытым со средневековья[1].

На следующий день подозреваемых арестовали:

Париж, 1 сентября. Полиция вчера арестовала мельника и пекаря после того, как обнаружили источник происхождения «хлеба безумия» в деревне долины Роны. Двум мужчинам будут выдвинуты обвинения в убийстве. Ученые говорят, что хлеб был изготовлен

---

[1] Ergot poisoning responsible. // Cairns Post. Saturday, 1 September 1951. p. 1.

из ржаного зерна, загрязненного спорыньей, ядовитым грибком. Этот хлеб убил четырех человек и свел с ума еще 70; заболели 200 жителей в поселке Пон-Сент-Эспри.

Французская пресса сравнивает болезнь с «Огнем Святого Антония», который был распространен во Франции и Испании в Средние Века[2].

К апрелю следующего года выяснится, что французские власти вину спорыньи решили официально не признавать, а списать отравление на «неизвестный токсин»:

> Французские медицинские эксперты, согласно выпущенному вчера 200-страничному отчету, решили, что «хлеб безумия», который убил пять человек в деревне Пон-Сент-Эспри в августе прошлого года, был заражен неопределенным токсином[3].

Однако никто не обратил внимания на то, что осенью 1951 года спорынья сводила с ума не только Пон-Сент-Эспри. Пару месяцев спустя она проявилась также и в Индии, хотя эту вспышку безумия никто не заметил. Данный случай не введен в научный оборот, никакие публикации его не упоминают; есть только пара забытых всеми заметок в двух газетах:

> Примерно 50 жителей штата Бихар округа Музаффарпур, в 400 милях к северо-западу от Калькутты, сошли с ума после того, как съели хлеб, купленный на сельском рынке. Одни раздевались, другие бросались на деревья, остальные неистовствовали.

---

[2] Police Arrest Two Men For 'Bread Of Madness' Deaths. // The Sunday Herald. Sunday, 2 September 1951. p. 7.

[3] Inconclusive Report On Bread Madness. // The Mercury. Monday, 7 April 1952. p. 5.

Вспышка выглядит похоже на недавний случай во Франции, который врачи объясняют спорыньей, грибком, который присутствовал в ржаной муке, используемой деревенским пекарем.

Две женщины, продавщицы муки, были задержаны. Они сообщили, что члены их семей также стали вести себя неадекватно после того, как съели хлеб, выпеченный из того же зерна [4].

Раздевание в таких случаях — обычный признак эрготизма. Во время средневековых плясок св. Витта происходило то же самое, что дало (наряду с частыми совокуплениями: повышенный эротизм тоже признак эрготизма) повод церкви говорить о грехе танцующих. По этой же причине, вероятно, позже будут раздеваться и лезть на деревья члены странно погибшей группы Дятлова, купившие перед выходом в свой последний путь в маленьком поселке (где проживало всего 50 человек) свежеиспеченный («теплый, мягкий») местный хлеб, что ясно указывалось в дневниках группы: «Предварительно купили 4 булки хлеба. Мягкий теплый хлеб. 2 штуки съели... Юдин... неожиданно заболел и идти в поход не может» [5]. На отравление указывают: неадекватное поведение, раздевание и отсутствие обуви, пена изо рта у того же Дорошенко (стандартный симптом при эпилептиформных припадках, как и откусывание языка), явная диарея у Юдина, выдаваемая им за «боли в ноге» и т. д. Так же будут срывать с себя одежду и вести себя агрессивно будущие жертвы «кивательной болезни» в Судане и Уганде в 2003 и 2012 гг., их придется привязывать к деревьям (как привязывали к деревьям детей

---

[4] 50 Persons Go Mad After Eating Bread. // Spokane Daily Chronicle, Oct 24, 1951.

[5] Общий дневник, запись Дорошенко от 27.01.59.

в СССР при присупах агресии от отравления спорыньей в описании Выясновского). Гипертермия (перегревание организма) происходит также у коров и лошадей при отравлении спорыньей или эндофитными грибками овсяницы, в которых присутствуют те же алкалоиды спорыньи. Лошади в таких случаях пытаются залезть в воду.

Увеличилось ли во время эпидемии в Пон-Сент-Эспри поражение зерновых спорыньей в других странах, кроме отмеченной выше Индии? Да, поражение злаков было замечено, например, в СССР: «А. Е. Чумаков (1952) отмечает сильное развитие спорыньи на ржи в 1951 г. в ряде районов Приморского края»[6]. «В условиях предгорной зоны Заилийского Ала-Тау в отдельные влажные годы наблюдается массовое заражение спорыньей дикорастущих злаков: пырея ползучего, ежи сборной (в 1951 г.)»[7].

Что еще мог прочитать обыватель в августовских газетах 1951 года? Буквально перелистнув страницу с очередной заметкой о ходе расследования отравления «хлебом безумия» в Пон-Сент-Эспри, на другой странице он мог заметить новости о нашествии пустынной саранчи:

Восточная Африка, Ближний Восток и Индия в этот момент подвергаются вторжению мощного и опасного врага, численностью в сотни миллионов. Бомбей уже захвачен; Калькутта под угрозой нападения; Кения под ударом; Палестина и Египет подверглись вторжению с востока и юга[8].

---

[6] Азбукина, З. М. Возбудители болезней сельскохозяйственных растений Дальнего Востока. Наука, 1980. С. 216.

[7] Ефимова, Н. С. Спорынья злаков в условиях предгорной зоны Заилийского Ала-Тау. Тр. Алма-Атинск. зоовет. ин-та, 1957, 10, С. 565-568.

[8] Barnett, A. Plague of locust. // Western Mail. 16 August 1951, p. 73.

И снова мы видим, что спорынья появляется одновременно в далеких друг от друга регионах, и одновременно идет нашествие саранчи (заметим, что накануне похода Дятлова тучи саранчи также буквально опустошили Эфиопию, поставив на грань голодной смерти миллионы людей).

А что еще могли увидеть читатели в своих любимых газетах в августе 1951 года? Рядовой австралийский обыватель, например, подивившись загадочному отравлению хлебом и мельком проглядев статьи о нашествии саранчи, в той же или в другой газете мог найти то, что интересовало его намного больше. Франция и саранча далеко, а вот бытовые проблемы рядом, они актуальны. И газеты радовали своих читателей скидками, которые им предлагали химчистки и прачечные. Реклама в «Намборской хронике» от 17 августа предлагала своему читателю то насущное, что было ему как раз необходимо — бесплатную (без дополнительной платы) очистку брюк от «пятен спорыньи»[9]. Эти запачкавшиеся от медовой росы спорыньи брюки и гольфы были настоящей бедой австралийских леди и джентльменов, которая возникала уже несколько раз — но лишь в определенные годы. Замечали медвяную росу на брюках, впрочем, не только австралийцы.

---

[9] North Coast Dry Cleaners (advertising). // Nambour Chronicle and North Coast Advertiser. Friday 17, August 1951, p. 12.

Глава 13

Брюки пчеловода

Русская природа являет образ высокой гармоничности, символизирующейся в ясную, радостную грусть. Ощущение воздушной легкости и просветленности неизменно сопутствует русскому пейзажу в самых четких его проявлениях, вроде зимнего морозного и солнечного дня, теплого июньского вечера, когда медвяная роса окропляет волны цветущих хлебов, или прозрачного осеннего, одетого в багрец и парчу утра.

В. Амфитеатров-Кадашев (1922)

Медвяную росу легко узнать, — ответил внук. — Дедушка говорил, что она золотится на листьях, как веселый глазок. Сладкая на вкус, а после нее на ржи черные рожки — спорынья заводится, и зернята посыхают.

М. Горький (1933)

Конечно, почему бы и не воспевать спорынью, она действительно гармонична русской природе и культуре, неотъемлемая ее часть, как у Городецкого: «Где желтая рожь спорыньей поросла, / Пригнулась, дымится избенка седая...» (Колдунок, 1907). Однако Городецкий-то пишет об избушке колдуна, поэтому и спорынья. Но не таков критик и драматург Амфитеатров-Кадашев, он искренне наслаждается видением «окропляющего волны цветущих хлебов» яда, от которого заболеет и подохнет скот, если забредет на поле, а то и сами крестьяне умрут после страды. И крестьяне-то это понимают, боятся Ивановой росы или росы св. Ферапонта, называют «худой росой», поговорки придумывают: «Медовая роса сладко стелется да больно выедает», «Выпала медовая роса — моровая на скотину пошла». Детей бегать на поле в такие дни не пускают, чтобы дети этой росой не лакомились. Скотину выгоняют на пастбище, только когда роса спадет. Молятся св. Ферапонту, чтобы эти медвяные росы отвести. В такое время на поле только заезжий городской чудак-литератор выйдет, вдохнет полной грудью свежий ветерок с неприятным запахом медвяной росы (запах предназначен для приманки мух) и начнет рассуждать об «образах высокой гармоничности». Страшно далеки были от народа эти кабинетные патриоты русской природы, страшно.

Другое дело — Горький (к слову, друг отца процитированного Амфитеатрова, тот даже спонсировал каприйскую школу) — как можно видеть из эпиграфа, разбирался писатель в спорынье хорошо и знал циклы ее развития (учитывая его «философский» опыт, это и не удивительно). Но в то же время те, кто был обязан по роду своей работы четко понимать вред медвяной росы, знали о ней не больше Амфитеатрова-младшего.

Павел Семенович Щербина был известным деятелем пчеловодства, автором многочисленных книг и руководств по разведению пчел. Уже первая работа

Щербины (1940), переведенная на многие языки народов СССР, выдержала 10 изданий тиражом более полутора миллионов и стала настольной книгой советских пчеловодов. В один прекрасный день Павел Семенович решил прогуляться по ржаному полю, и все было бы хорошо, но вдруг у пчеловода стали сильно пачкаться брюки. Это Щербине явно не понравилось, и он не забыл упомянуть данный неприятный факт в очередном издании своей популярной книги по пчеловодству:

> В частности, обильную медвяную росу выделяет рожь после колошения. В это время нельзя пройти по ржаному полю, не испачкавшись росой. При отсутствии взятка с цветков растений пчелы собирают падь и медвяную росу, приносят в улей и перерабатывают в так называемый падевый мед [1].

Как видно отсюда, знания об истоках появления медвяной росы на злаковых остались у пчеловода на уровне расхожих теорий начала XIX века, согласно которым в появлении росы св. Ферапонта виноваты либо тли, либо само растение (далее Щербина упоминает «выпотевание клеточного сока растений»). О спорынье пчеловод ничего не говорит, падевый и «спорыньевый» мед для него одно и то же. Это выглядит довольно серьезным непрофессионализмом, что, впрочем, во времена лысенковщины особого удивления не вызывает (медвяную росу с падью путают и сегодня). Однако о причине появления медвяной росы на злаках знали в России уже к середине XIX века. Еще не понимая, что так размножается грибок, и объясняя появления медвяной росы «раздражением медовников», тем не менее связывали

---

[1] Щербина, П. С. Пчеловодство в Пермской области. Пермское книжное изд-во, 1964. С. 26.

ее именно со спорыньей: «Колоски, въ которыхъ вырастаетъ спорынья, бываютъ покрыты мелкими каплями липкой жидкости бураго цвѣта, выдѣляющейся изъ медвониковъ въ бо́льшемъ количествѣ, нежели обыкновенно»[2]. А учитывая описанное в 20-х годах XX века вредное влияние медвяной росы спорыньи на пчел, пчеловод это знать был обязан (пчелы от нее гибнут, мед отличается составом)[3]. Да и сами пчеловоды уже давно в курсе: «Кроме того, пчелы собирают довольно часто сладкий сок, выделяемый цветами ржи и других злаков, пораженных спорыньей. Капли сладкой жидкости выступают из цветочных чешуек ржи, по Ячевскому, в тот период, когда завязь цветка уже заменена грибницей спорыньи»[4].

Но нас пока интересует не неведение «старейшего специалиста по пчеловодству нашей страны» (так автор представлен в предисловии), а другое: в каком именно году рожь стала так пачкаться? Щербина написал много книг и переиздавался десятки раз. Приведенная выше цитата — из издания 1964 года. От издания к изданию текст немного менялся. В издании 1956 года мы эту же фразу можем найти в более коротком варианте «В это время нельзя пройти по ржаному полю, не испачкавшись»[5]. А вот в учебном пособии 1947 года при описании медвяной росы (она привычно объясняется автором выделением сладкого сока,

---

[2] Новости естественнныхъ наукъ // Журналъ Министерства народнаго просвѣщения, Ч. 78. Отд. VII. Тип. Имп. Акад. наук, 1858. С. 91.

[3] Каблуков, И. А. О меде, воске пчелином клее и их подмесях. Гос. изд-во 1927. С. 22, см. также Талиев. Научные основы учения о медоносах. Гос.изд-во, 1927. С. 96.

[4] Комаров, П. М.; Губин, А. Ф. Пчеловодство. М.: Сельхозгиз, 1937. С. 162.

[5] Щербина, П. С. Пчеловодство. Гос. изд-во сельхоз. лит-ры, 1956. С. 462.

которое «происходит обычно при резких переменах температуры в течение суток») запачканные брюки не упоминаются[6]. Следовательно, мы можем предположить, что брюки начали пачкаться на советских полях в период от 1947 года и до 1949 года (согласно аннотации, издание «Пчеловодства», впервые выпущенное в 1952 году, подготавливалось в конце 40-х).

Казалось бы, это нам ничего не дает, но на самом деле может навести на мысль — а как, собственно, обстояло дело с запачканными брюками в других странах? Не стоит ли здесь повнимательнее изучить, например, рекламу новозеландских или австралийских прачечных, о которых упоминалось выше? Реклама австралийских химчисток вполне могла бы помочь нам разобраться со средневековыми (и не только средневековыми) эпидемиями эрготизма (я, кажется, предупреждал, что имеет смысл искать нестандартные подходы?). Если мы, допустим, примем на рассмотрение гипотезу Чижевского о влиянии солнца, то придется предположить, что резкое распространение спорыньи происходит в определенные годы на всей планете относительно одновременно (там, где в тот момент появляются локальные благоприятные условия для развития грибка). То есть место, где спорынья внезапно начинает «пачкаться», может быть где угодно, и даже лучше для наглядности поискать его подальше от Европы.

И австралийские газеты, действительно, сообщают нам, когда «проблема запачканных брюк» серьезно беспокоила местное население — кроме упомянутого выше 1951 года (реклама химчисток продолжилась и в 1952 году), спорынья сильно распространилась в Австралии в 1937–1938, 1941–1942 и 1947–1949 гг.

---

[6] Щербина, П. С. Пчеловодство. Сельхозгиз, 1947. С. 38.

В марте 1937 года в газете The Courier-Mail появляется заметка о том, что медовая роса спорыньи беспокоит игроков в гольф, пачкая их брюки[7]. Речь здесь о спорынье на паспалуме (травы семейства злаковых; нередко используются на полях для гольфа). К маю от спорыньи уже начинают дохнуть коровы[8]. Но в хлеб она попасть не может, люди непосредственно от нее не страдают, а о коровах публика думает значительно меньше, чем о своих брюках. К июлю волна публикаций нарастает, обеспокоенным спорыньей читателям дает интервью министр сельского хозяйства. Дети приходят после школы, перепачканные медовой росой — все дорожки и тропинки покрыты липкой травой. Гольфы и брюки плохо отстирываются. Жалобы в мэрию и просьбы постричь эту мерзкую траву на дорожках печатаются в местных газетах регулярно, но помогают мало. А химчистки реагируют медленно, спасители появляются только в мае следующего года: в одной из старейших австралийских газет Maitland Mercury весь май идет реклама химчистки Макговерна и Риби: «Не повезло? Ходили по траве? Брюки погибли? Ерунда! Мы очистим пятна спорыньи, и костюм будет как новый!»[9]. Коровы дохнут в 1938 году еще больше, чем в 1937-ом, луга заражены спорыньей еще сильнее. Единственный способ, как пишут газеты, спасти стада — не пускать их на зараженные луга. Но на севере других лугов нет, заражено все. Однако общество по-прежнему волнует не это — спорыньи много, на химчистке и разориться

---

[7] Paspalum ergot annoys players // The Courier-Mail, Wednesday, 31 March 1937. p. 9.

[8] Cattle Losses From Ergot-infested Paspalum // The Courier-Mail, Thursday, 27 May 1937. p. 6.

[9] The Maitland Daily Mercury, Tuesday 24 May 1938. p. 1.

можно. Поэтому обеспокоенные джентльмены к августу серьезно обсуждают вопрос замены для игроков в крикет брюк, застиранных уже до дыр, на шорты. Сразу несколько газет откликаются на этот наболевший вопрос [10]. На следующий год рекламы химчисток уже нет, распространение спорыньи заканчивается.

Медовая роса появляется вновь с февраля 1941 года. Газеты пестрят жалобами игроков в гольф и крикет, которым правила запрещают носить черные брюки, приходится носить бежевые, но толку нет: «После матча ноги по колено черные от этой спорыньи!» [11]. В это же время власти Австралии, видя местный урожай спорыньи (уже ржаной) и осознавая угрозы военного времени, проводят импортозамещение необходимых лекарственных средств, особенно такого важного стратегического сырья как спорынья. Австралия перестает закупать спорынью в Японии и начинает собирать местную. Австралийский изобретатель Хэдли Тейлор разрабатывает специальную машину для сбора спорыньи, которую демонстрирует в 1941 году. Обыватели тем временем по-прежнему обеспокоены своей одеждой: еще одну жалобу на то, что «брюки невыносимо липкие», а ситуация с медовой росой «хуже, чем когда-либо раньше» можно было прочитать в апреле 1942 года [12]. На следующий 1943 год таких жалоб мы уже не найдем.

Следующий раз спорынья наносит удар по австралийским дамам и джентльменам в феврале 1949 года: «Последствием недавних дождей стал бурный рост

---

[10] The Courier-Mail, Friday 26 August 1938. p. 2.

[11] Queensland Times, Wednesday, 12 February 1941. p. 7.

[12] The Richmond River Herald and Northern Districts Advertiser, Friday, 10 April 1942. p. 5.

спорыньи на паспалуме, что вызывает большое раздражение общественности, так как спорынья повреждает женские чулки и мужские брюки»[13]. К марту в Сиднее отравилась спорыньей даже лошадь Брюс, чемпион гонок[14]. Но первая публикация о вновь возникшей проблеме вышла еще в июле 1947 года: заметка была посвящена опасности дорожных инцидентов — люди, идущие вдоль дороги, боялись запачкать медовой росой спорыньи свои брюки и отходили слишком далеко от края, попадая на проезжую часть[15]. Одновременно с этим начали болеть коровы[16].

Если мы посмотрим, что происходило в других странах, то увидим, что к 1937 году спорынья также захватила и Новую Зеландию, причем в 1935 году, как указывает газета, «и следов ее не было на новозеландских пастбищах», а к концу 1936 ей уже покрыт весь Северный Остров[17]. Распространение спорыньи в 1937 году отмечено в Великобритании и в СССР. Новые виды спорыньи в Индии обнаруживаются и описываются в характерные и хорошо уже известные нам годы: 1917, 1926, 1937[18] (в эти же годы происходят и нашествия саранчи).

Получается, спорынья (причем разные ее виды) действительно начинает распространяться по всей

---

[13] Windsor and Richmond Gazette, Wednesday 16 February 1949. p. 5.

[14] The Mercury, Monday 21 March 1949. p. 19.

[15] The Southern Mail (Bowral, NSW : 1889–1954), Friday 13 June 1947, p. 2

[16] Mystery Desease Ergotism? // Queensland Country Life, Thursday 17 April 1947. p. 1.

[17] Nambour Chronicle and North Coast Advertiser. Friday, 1 January 1937. p. 10.

[18] Ramakrishnan, T. S.ThomasK. M. et el. The natural occurrence of ergot in South India. 1944.

Земле синхронно в определенные годы. Все это наводит на мысли о необходимости стряхнуть пыль со старых книг Чижевского, которые до сих пор нередко воспринимаются как полумаргинальные, и взглянуть на идеи ученого более внимательно. И посмотреть под другим углом, частично абстрагируясь от слишком утрированных убеждений самого Чижевского. Может, в его гипотезе все же обнаружится какое-то рациональное зерно?

Глава 14

Циклы психических эпидемий

Достаточно бросить беглый взгляд на историю психических эпидемий и на клинический материал о ее участниках, чтобы увидеть, что главным показателем ее являются — повышенная возбудимость периферической нервной системы и уменьшенная сопротивляемость головного мозга — ослабление его задерживающей, регуляторной деятельности, способствующих выдвижению на первый план инстинктивных актов.

А. Чижевский (1927)

То, что психические эпидемии по какой-то причине происходят одновременно в разных странах, замечали еще в XIX веке:

Въ психическихъ заразахъ подобное настроеніе овладѣваетъ массами одновременно въ разныхъ странахъ; это доказываетъ, что зараза вспыхнула подъ вліяніемъ общихъ условій и инстинктъ подражательности только разноситъ ее, но не создаетъ. Историческія, общественныя и климатическія условія — вотъ почва для зарожденія психическихъ повальныхъ болѣзней. Все, что разслабляетъ и потрясаетъ нервную систему, вмѣстѣ подготовляетъ почву для нихъ [1].

И даже климатические условия, как мы видим, были под подозрением. Оставалось предположить наличие внешнего физического фактора, влияющего на психические эпидемии непосредственно или опосредственно.

В 20-х годах XX века появился ряд публикаций А. Л. Чижевского о влиянии солнца на исторические процессы. В 1938 году в Париже вышла монография «Les épidémies et les perturbations électromagnétiques du milieu extérieur», написанная Чижевским на французском языке по официальному заказу парижского издательства «Гиппократ». Концепция Чижевского сводилась к следующему: циклы солнечной активности проявляют себя в биосфере, изменяя жизненные процессы, начиная от урожайности и кончая заболеваемостью и психической настроенностью человечества, что сказывается на динамике исторических событий. Наиболее заметно выражен цикл солнечной активности с длительностью около 11 лет, замеченный немецким астрономом Швабе в XIX веке. Чижевский собрал много статистического материала, из которого следовало, что в период повышенной солнечной активности (большого количества пятен на Солнце) на Земле происходят войны, революции, стихийные бедствия, катастрофы и эпидемии. Поскольку механизм такого влияния не был определен, Чижевскому пришлось ввести невидимые солнечные сигналы, названные им Z-излучением, которые могут управлять огромными

---

[1] Цебрикова, М. Н. Психическія заразы. // Живописное обозрѣніе №49, 1885. С. 358.

массами людей, поражая их болезнями или безумием. В 30-х Чижевскому и Вельховеру удалось показать метахромазию у бактерий во время вспышек на Солнце, или даже на несколько часов ранее их регистрации (эффект Чижевского – Вельховера).

Поначалу большевики — особенно бывшие «богостроители» из так называемой «каприйской школы» — мыслям Чижевского обрадовались. Луначарский в 1924 году помог напечатать работу Чижевского «Физические факторы исторического процесса». Но со временем сам концепт стал вызывать у коммунистов идеологические вопросы. Если психозы приходятся на солнечные максимумы, то почему же эти самые максимумы как-то совсем не по-марксистски попадают не только на безумные крестовые походы, но и на Великую Французскую революцию и — о, ужас! — также на 1905 и на 1917 гг. Контрреволюционное вредительство получается, а не теория. А тут еще Чижевский свою монографию печатает во Франции в 1938 году, и это при том, что солнечный максимум был как раз накануне, в 1937 году. А вдруг кто-нибудь начнет задумываться, не было ли «великое безумие» этого года массовых репрессий связано с солнечными вспышками, а вовсе не с «пролетарской необходимостью»?

В марте 1938 года дело Чижевского из секретариата тов. Ежова и тов. Вышинского передают на рассмотрение не кому иному, как академику Лысенко. После этого судьба Чижевского была предрешена. Комиссия Совнаркома под председательством тов. Вышинского (апрель 1940 г.) объявит исследования Чижевского лженаукой, отметит, что он «теоретически совершенно некомпетентен в затрагиваемых им вопросах физики», и что «исходные концепции Чижевского о влиянии солнечных протуберанцев на общественные отношения, на биологические явления, на эпидемии... ничего общего с наукой не имеют» и помянет «темные времена средневековой астрологии». Следом подключится (26 апреля 1940 г.) академик Б. М. Завадовский, утверждающий, что Чижевский заявлял «перед лицом правительственной комиссии тов. Вышинского, якобы от этой теории он давно отказался», но комиссию обманул: «Это заявление является очередной сознательной ложью. На протяжении всех этих лет, и в частности в монографии, опубликованной Чижевским в 1938 г. на французском языке, в статьях, напечатанных им вплоть до 1939 г. во французских журналах, Чижевский продолжает выступать перед капиталистической реакцией в качестве автора именно этих теорий, охаивающих Великую Октябрьскую Социалистическую Революцию». Месяцем позже к травле присоединится и академик А. Иоффе, охарактеризовавший (28 мая 1940 г.) суть работ Чижевского как «бессмысленную и идеологически вредную „теорию" о том, что революции, эпидемии людей и животных, народные движения определяются солнечными пятнами», а затем Чижевского отправят в лагерь, чтобы не смущал народ своими идеологически вредными догадками.

Поскольку некое условное Z-излучение с непонятным механизмом воздействия для объяснения достаточно слабой корреляции выглядело явно не слишком убедительно, к выкладкам Чижевского до недавнего времени относились довольно настороженно. Однако существование эффекта Чижевского – Вельховера, «опережающей» реакции биообъектов на магнитные бури, находит сейчас свое подтверждение в опытах, а таинственные Z-лучи можно представить значительно более вразумительными длиннопериодными колебаниями геомагнитного поля, обусловленными осцилляциями плазмы солнечного ветра[2]. Агрономы тем временем начали использовать не солнечные максимумы, а солнечные реперы. Но нас здесь пока интересует только статистика эпидемий, данные по которым Чижевский собрал.

По эпидемиям у Чижевского тоже получилась относительно смазанная картина — они случаются то на максимуме солнечной активности, то на спадающей, то на возрастающей, а то и вовсе на минимуме. Корреляция есть, но процентов 70%, то есть и совсем игнорировать ее нельзя, но также понятно, что какие-то важные факторы не учтены. Чижевский исследовал грипп и чуму, эпидемии эрготизма он не рассматривает. Однако при этом именно распространение спорыньи он упоминает как иллюстрацию наличия природных циклов.

Связь солнца со спорыньей считалась в язычестве (или в трактовках язычества) прямой — солнце «творит спорынью» (т. е. урожай, плодородие). Фольклорист Аничков полемизировал с такой трактовкой, считая, что в «творении спорыньи» нужно еще учитывать антропогенный «земной огонь» (печь без трубы в яме овина для сушки снопов в местах с недостаточным числом солнечных дней):

> Наши истолкователи и вставили сюда огнепоклонство не спроста. Они, во-первыхъ говорятъ, что на полдень люди кланяются потому, что отъ солнца зрѣетъ и сохнетъ хлѣбъ. Это мысль основная, что вполнѣ ясно... Но истолкователи не довольствуются этимъ. Они заговорили

---

[2] Хабарова, О. В. Исследование эффекта Чижевского – Вельховера и поиск механизма воздействия солнечной активности на биообъекты. 2004. (Biophysics vol. 49. s. 1. 2004).

о солнцѣ только, исходя изъ отождествленія солнца и огня. Солнце, отъ котораго зрѣетъ и сохнетъ хлѣбъ — тотъ же огонь. Это–во-вторыхъ. И вотъ отсюда начинается нѣкоторая запутанность, возникновеніе которой однако тоже не трудно понять, принявъ въ соображеніе, что вѣдь не одинъ небесный огонь сушитъ и заставляетъ зрѣть хлѣбъ, т.-е. „творитъ спорынью", а еще и другой — земной. Я разумѣю „огонь подъ овиномъ"[3].

Чижевский же обратил внимание на то, что Солнце «творит спорынью» в прямом смысле:

Мы знаем, что бывают годы урожайные, бывают неурожайные. Один год злаки поспевают раньше, другой — позднее. Одно лето не встретишь во ржи спорынью, а на другое ее так много, что в народе появляется «злая корча». Но ведь семена одни и те же, почва та же, обработка одинаковая, а вот условия произрастания и развития иные. Это различие объясняется внешним воздействием атмосферных условий. Нечто аналогичное мы видим и в психике масс. Часто на одном и том же психическом фундаменте разыгрываются совершенно различные явления. Возможно, что удовлетворительное объяснение этому факту следует также искать во влияниях внешней среды. Иначе многие явления социальной жизни делаются совершенно непонятными[4].

Можем ли мы предположить, что спорынья как раз и могла бы являться агентом (одним из агентов) опосредствованного влияния солнца на психику масс?

---

[3] Аничковъ, Е. В. Язычество и Древняя Русь. 1914. С. 290.

[4] Чижевский, А. Л. Космический пульс жизни. М.: Мысль. 1995. С. 660.

Не будем пока задаваться этим вопросом, просто посмотрим на таблицу психических эпидемий (бесоодержимости, ликантропии, кликушества, теомании и пр.), которую составил Чижевский, пытаясь привязать эпидемии к солнечным максимумам[5]. К сожалению, Чижевский не предоставил построчных источников своего материала, что затрудняет выявление возможных ошибок (а несколько ошибок там есть, та же «эпидемия неистовой пляски в Страсбурге в 1418 году»). Но для грубой прикидки этой таблицы достаточно. Первое, что можно заметить — уже упомянутую одновременность ряда психических эпидемий. Почему, скажем, в одни и те же годы происходит самосожжение раскольников в Олонецкой губернии, самосожжение в Тюменском уезде и бесоодержимость в Лионе? Или эпидемия кликушества в Ростове и эпидемия конвульсионеров во Франции, эпидемия кликушества в Переславле-Залесском и новая вспышка эпидемии конвульсионеров в Париже, бесоодержимость в Баварии и религиозная эпидемия в Америке и т. д. Для Чижевского такие вопросы, очевидно, не стояли — согласно его идеям, Солнце действует глобально на всю нашу планету, то есть одновременность его действием и обусловлена.

Любой ученый, даже совершенно внутренне честный, рано или поздно рискует попасть под влияние своей концепции и начать подгонять под нее факты. Это психологическая проблема: «профессиональная деформация» возникает на уровне подсознания, и ничего с этим не поделать. В естественных науках, где можно провести повторяемые опыты и воспроизвести результаты, эта проблема решается. В исторических науках — если историю вообще можно считать наукой — такой фактор

---

[5] Ibid, 394-398.

более серьезен. В «гуманитарных» выкладках Чижевского он заметен. Составляя свои таблицы, он увлекается и пытается объяснить влиянием солнца слишком многое, вплоть до «выдвижения народных и духовных вождей» в зависимости от максимума солнечного цикла. Не то чтобы это было обязательно неверно, но слишком субъективно и непроверяемо, поэтому чересчур легко притянуть за уши желаемый результат. Можно ли вообще при подобных заведомо спекулятивных рассуждениях как-то скорректировать субъективный фактор (который, несомненно, должен проявляться и у автора этой книги)? Думается, что можно. Попробуем сравнить таблицы разных исследователей, не объединенных никакой общей идеей. Проигнорируем пока годы солнечной активности, возьмем только часть таблицы Чижевского без солнечных максимумов и сгруппируем психические эпидемии по годам. На место прохождения этих эпидемий не обращаем внимания. Затем возьмем таблицу Гирша с эпидемиями эрготизма [6]. О влиянии солнца Гирш, составляя таблицу, думал не больше, чем Чижевский об эрготизме — то есть не думал вообще. И если эти независимые таблицы — заведомо неполные и с ошибками — даже в «сыром» виде покажут хоть какую-то корреляцию, то это повод задуматься.

Непосредственно у Гирша мы тоже можем сразу увидеть, что некоторые эпидемии эрготизма идут одновременно в разных местах, слишком далеких для непосредственного заражения. Мы знаем, что эпидемию можно «экспортировать» вывозом зараженного зерна. К примеру, по мнению хрониста XVI века, в результате такой торговли при поставках зараженной ржи из Пруссии

---

[6] Hirsh, A. Geographical and historical pathology. London, 1885. pp. 204-211.

в 1556 году случилась эпидемия конвульсивного эрготизма в Брабанте[7]. Можно найти ряд подобных примеров, но они объяснят лишь крайне незначительную часть синхронных эпидемий. Почему, например, эпидемии в 1785 году шли одновременно в Италии, Швеции и Украине? Спорынье не нужно было распространяться в эти регионы — она там уже давно живет. Но что-то выводит ее из «сонного» состояния и активирует в одно и то же время. Меняется не только урожай спорыньи, но и количество алкалоидов в ней. Вернемся пока к сравнению таблиц. Возьмем данные, начиная с XVIII века как более документированного.

психозы по Чижевскому	эрготизм по Гиршу
1700	1700, 1702
1714	1709–10
1717–1718	1716–17
1720, 23	1722–23
1727–1741	1736–37, 1741
1762	1764
1769, 1771–1772	1770–71
1778–1785	1785–87
1792	1793–95
1803	1804
1805–1806	1805
1815	1813–14, 1816
1827	1825, 1829
1836	1835–37
1843–1844	1840–46
1848	1848
1857–60	1851–57
1861–62	1862
1868	1867–68

Как и следовало ожидать, отсюда видно, что все разнообразные формы исторических психозов проявлялись на фоне эрготизма, зафиксированного в те же

---

[7] Barger, G. Ergot and Ergotism: A Monograph. London: 1931. p. 65.

или ближайшие годы. Вообще *все массовые психические эпидемии в истории* (по крайней мере, эпидемии, внесенные в таблицу Чижевского; вспышки безумия, вызванные другими факторами — ртутью, свинцом и пр. в таблицу не попали). При этом далеко не все эпидемии эрготизма сопровождались психическими эпидемиями, что можно увидеть, сравнив данные в обратную сторону. При этом годы сгруппированы без учета места действия, но это как раз и подтверждает существование глобального фактора. Здесь нет необходимости определять этот фактор (пока можно считать им солнечную активность, условно признавая правоту Чижевского). Сами же психические эпидемии проще объяснить непосредственным влиянием спорыньи без привлечения избыточных причин — этот гриб без всяких Z-лучей сам прекрасно «умеет» превращать людей в «зомби» и ликантропов с «волчьим голодом», в бесоодержимых и конвульсионеров, провоцировать религиозные эпидемии и галлюцинации (в реальности влияние может оказаться сложным, комплексным, параллельным, использовать множественные каналы передачи, но для начального рассмотрения мы эти домыслы должны бритвой Оккама отсечь). И если мы видим, например, что в Германии в 1693 году идет эпидемия эрготизма, в Ломбардии — также эпидемия эрготизма, в Польше — эпидемия вампиризма, в России — самосожжение раскольников близ Пудожского погоста, а годом раньше проходит психическая эпидемия грабежей и воровства в Англии — то не случайно в 1692 году начинается процесс сейлемских ведьм в Америке. Если в 1879 году в России идет эпидемия эрготизма, а в Тоскане — психическая эпидемия, то это намек на то, что появление в Италии спорыньи тогда просто не заметили. Если же, наоборот, в 2015 году в Тоскане начинаются характерные проблемы с овцами, то имеет смысл присмотреться к фитопатологической и психической обстановке и в других странах. Если мы дополним данные Гирша российскими источниками последних десятилетий XIX века (в Европе эпидемии уже закончились, поэтому у Гирша их нет; единственная отмеченная эпидемия 1879 года в Германии идет параллельно с эпидемией в России), то корреляция будет прослеживаться и далее.

В более ранних веках есть лакуны, вызванные не только меньшим количеством источников, но и известным моментом, отмеченным еще Гезером: «С 1347 г., за год до начала черной смерти в Европе, священный огонь исчезает из сообщений летописцев»[8]. Эрготизм просто стали смешивать с чумой, а то и считать его чумой. Какой процент эпидемий того времени являлся чумой «настоящей», то есть вызванной Yersinia pestis, а какой был отравлением спорыньей, сегодня не скажет никто. Не будет ничего удивительного, если уже в ближайшее десятилетие обнаружится (а исследования идут относительно постоянно), что чумы как таковой было значительно меньше, чем эрготизма. То, что средневековая Yersinia pestis не обладала какой-то особо повышенной вирулентностью, как предполагалось ранее, ученые недавно уже выяснили.

Таблицу «психозов и эрготизма» можно было бы улучшить и «подогнать» результаты. Например, мы знаем, что в Англии вспышка эрготизма произошла в 1762 году[9] (Гирш о ней не знал). И у нас будет красивое совпадение на 1762 г. И так можно пройтись по всем строчкам,

---

[8] Haeser, H. Lehrbuch der Geschichte der Medicin und der epidem Krankheiten: Bd. Geschichte der epidemischen Krankheiten, 1865. p. 97.

[9] Barger, 1931, 63.

используя многочисленные источники, до которых не добрался Гирш, и довести таблицу почти до «идеального» совпадения. Но во избежание подсознательного подгона данных этого делать не нужно — корреляция и так достаточная.

Стоит только отметить «побочный эффект» таблицы. Мы можем проверить «обратную совместимость» и посмотреть, нет ли намеков на ошибочную датировку некоторых психических эпидемий у самого Чижевского. В начале его таблицы отмечено: «1021 г. Первая эпидемия неистовой пляски в Дессау». Возможно, как раз здесь Чижевский пытался подогнать данные к солнечному максимуму (у него был выбор из нескольких дат), возможно — просто неточность. Упомянутая эпидемия неистовой пляски произошла не в Дессау (Dessau), а в Кёльбиге (Kölbigk, в часе езды от Дессау) — город Дессау не упоминается в хрониках ранее 1213 года. И о том, когда именно произошла эпидемия танцев, вопрос спорный. Случай с пляской хорошо известен, существует даже образчик немецкой игровой лирико-эпической песни «Танцоры из Кёльбига» XI века[10]. Согласно церковной легенде XI века, танцевавшая во время богослужения молодежь деревни Кёльбиг понесла наказание. Вот что пишет сам Чижевский об этом:

> Первый рассказ о неистовой пляске, случившейся в Дессау, относится к 1021 г. В ночь на Рождество, во время богослужения в кладбищенской церкви одного из монастырей близ Дессау, несколько крестьян начали плясать, и плясали так неистово, что никакие уговоры священника их не могли остановить. Тогда он их

---

[10] Schröder E. Die Tänzer von Kölbigk. Ein Mirakel des XI. Jahrhundert // Zeitschrift für Kirchengeschichte. 1897. XVII. S. 94.

проклял, сказав, чтобы они продолжали плясать и прыгать непрерывно в течение целого года. Проклятие исполнилось: крестьяне продолжали пляску до тех пор, пока некоторые из них не упали замертво; у прочих, оставшихся в живых, всю жизнь тряслись члены[11].

То есть происходило ровно то, что позже будет изображено на картинах Брейгеля. Строго говоря, это вообще была не «психическая эпидемия», а обыкновенная пляска Витта (с прилагающимся психозом, соответственно). Но еще в XIX веке эта эпидемия обычно датировалась 1027 годом[12] (редко встречаются варианты 1012, 1018, 1021) и называлась танцами в церкви Кёльбиг у Бернбурга (Бернбург тоже рядом). При этом мы знаем, что в 1027–29 гг. во Франции был голод с каннибализмом[13], в 1028 — эрготизм в Лотаргинии[14], в Богемии массовый осенний мор людей и собак[15]. А около 1021 года (как и в других упомянутых) подобного не зафиксировано. Следовательно, скорее стоит предположить, что правильная датировка первых в истории «неистовых плясок» — как раз 1027 год.

---

[11] Чижевский, 1995, С. 371-372.

[12] Hecker, J. F. C., M.D. The epidemics of the middle ages. London, 1851. p. 90.

[13] Michelet, J. The History of France. v.1. 1847. C. 338.

[14] Bové, F. J. The story of ergot: For physicians, pharmacists, nurses, biochemists. 1970. p. 148.

[15] Fleming, G. Animal Plagues: Their History, Nature, and Prevention, v. 1. 1875. pp. 59-60.

Глава 15

Циклы размножения

— А вотъ вы мнѣ теперь скажите, отчего, когда воды съ весны много, да дождикъ, въ хлѣбѣ спорыньи эстолько?
И барыня начинаетъ затрудняться.
— Спорыньи этой самой; рожковъ черныхъ, съ сизцой. Рожковъ! убѣдительно вразумляетъ мальчикъ. — Замѣсто зерна, въ колосъ рожокъ; выпучитъ его, какъ рогъ; иногда ихъ не одинъ въ колосу, а три и болѣ. Это отчего? отъ дождя? Какъ вотъ ихъ извести? Нонѣ тоже дождя было много, поди народитъ ужо спорыньи. Какъ вотъ ее извести? А?
И Ганя, разставивъ ноги, въ упоръ вопросительно уставитъ глаза на барыню. А барыня еще больше недоумѣваетъ.

Л. Рускин. Барин и парень (1880)

Цикличность массовых размножений насекомых была замечена давно. В середине XIX века Демоле отметил цикличность массовых размножений саранчовых. Чуть позже Кеппен выдвинул гипотезу о связи этих массовых размножений с многолетней динамикой солнечных пятен. Уваров в 1929 году отметил одновременное появление пустынной саранчи в ряде регионов Африки и Азии также в связи с изменением солнечных пятен. Пустынная саранча также одновременно размножалась в 1986–1990 и 2003–2004 гг. в восточном, западном, центральном и южном регионах Африки и Передней Азии. Цикличность размножения наблюдается не только у насекомых, но и у промысловых рыб (трески, сельди, севрюги и др.), у многих грызунов, включая белок и знаменитых леммингов. Последние, похоже, особо быстро размножаются во влажный урожайный год, а на следующий, засушливый, в поисках пищи совершают массовые миграции по огромным территориям, что и породило о них множество легенд. Самые крупные походы леммингов наблюдались в 1918 и в 1938 гг. Наиболее крупные пики численности многих видов животных тоже довольно точно совпадают с периодами повышенной солнечной активности (но некоторые, наоборот, с минимумом).

Вопрос о возможности использования показателей солнечной активности (чисел Вольфа) в качестве одного из критериев для прогнозирования массовых размножений вредных насекомых актуален для сельского хозяйства. Но на деле не так все просто — предсказательность по числам Вольфа здесь достаточно ненадежна, как и в случае прогноза эпидемий по данным Чижевского. Вспышки массового размножения насекомых возникают как в эпохи минимумов, так и в эпохи максимумов, и на разных ветвях динамики солнечной активности (ветви роста и ветви спада). Массовые размножения не только саранчовых, но и других насекомых совершаются не периодически, а циклически, то есть через разные промежутки времени. Одного солнечного цикла «по Чижевскому» здесь для объяснения мало. Для прогнозирования массовых размножений насекомых необходим иной критерий, который находился бы во взаимодействии с погодно-климатическими и трофическими циклами. В настоящее время в роли солнечного фактора предлагается использовать годы резких изменений солнечной активности, так называемые годы солнечных реперов.

Мы можем пойти дальше и предположить, например, что не случайно повышенное размножение леммингов происходит раз в 3–4 года. В динамике покусов населения иксодовыми клещами выявлена та же 3–4-летняя цикличность (лемминги и белки — переносчики клещей). Тот же 3–4 летний цикл размножения известен каждому грибнику. То есть мы скорее должны говорить о трети солнечного цикла, а не о максимуме, как считал Чижевский и его последователи. Лемминги питаются осокой, некоторые виды которой поражаются сумчатыми эндофитами с алкалоидами спорыньи, что могло бы объяснить «безумное» и агрессивное поведение леммингов во время походов и даже их стремление к воде. Но это все отдельные и пока совсем уж спекулятивные вопросы. В нашем случае интересен несколько другой аспект условно-солнечной зависимости.

В Троицкой летописи под 1408 годом мы можем прочитать про массовое размножение неопознанных лесных фитофагов: «до той зимы три лета летели белые черви со стороны полуденной к полунощной. Переходили они реки, леса, поля, посевы и поели еловые деревья, от чего погибла вся белка» — и задуматься: а случайно ли в том году разразилась на Руси огромная эпидемия злой корчи («коркотной болезни»)? Не может ли таким образом размножение каких-либо насекомых послужить нам индикатором возможности возникновения эпидемий эрготизма? Индикатором, быть может, более надежным, чем числа Вольфа и солнечные реперы? Но «белые черви» — это явно не то, что в летописях встречается часто. Очевидно, что ориентироваться надо на размножение того сельскохозяйственного вредителя, который в летописях упоминается постоянно и регулярно. И такой вредитель, ужасавший людей с древних времен и постоянно присутствующий в летописях, есть только один — это саранча, давний бич человечества, одна из библейских «казней египетских». Число вспышек размножения пустынной саранчи, как заметил еще Щербиновский, совпадает с количеством 11-летних циклов солнечной активности.

Первое летописное упоминание о нашествии саранчи на Русь, результатом которого был голод, относится к 1008 году. Во Франции в 1007 и в 1008 гг. — эпидемии эрготизма. Большое нашествие саранчи повторилось в 1094 и 1095 гг. Эти годы перед крестовыми походами известны широко распространенными эпидемиями «священного огня», которые и привели к созданию ордена св. Антония в 1095 году. Очередные совпадения? Нет, это не случайность. Возьмем, к примеру, основанные на летописях данные по налетам итальянского пруса в Киевской Руси и Украине, предоставленные доктором биологических наук Белецким: «По данным летописей массовые размножения этого вредителя в Киевской Руси были в 1008, 1024, 1083–1086, 1092, 1094–1095, 1103, 1195–1196, 1408, 1501, 1534, 1536, 1541–1542, 1579, 1583, 1601–1603, 1615, 1646–1648, 1652, 1685; в Украине: 1688–1690, 1710–1713, 1719–1720, 1743–1744, 1748–1749, 1756–1757, 1780–1783, 1793–1794, 1796–1799, 1803–1810, 1820–1823, 1825–1829, 1834–1839, 1841–1843, 1850–1852, 1859–1860, 1862–1864, 1866–1869, 1884–1888, 1890–1893, 1901–1903,

1910–1913, 1923–1925, 1930–1932, 1937–1939, 1945–1947, 1951–1953, 1995–1997, 2003 гг.»[1]

Посмотрим корреляцию с таблицей Гирша с XVII века:

саранча прус	эрготизм
1601–1603	1600
1615	
1646–1648, 1652	1648–1650
1685	1687
1688–1690	1693–1694
1710–1713	1709–1710
1719–1720	1722–1723
1743–1744	1745–1747
1748–1749	1749–1750
1756–1757	1756–1757
1793–1794	1793–1795
1796–1799	1801
1803–1810	1804–1805
1820–1823	1821
1825–1829	1824–1825
1834–1839	1835–1837
1841–1843	1840–1846
1850–1852	1851–1857
1862–1864	1862
1866–1869	1867–1868

Таблица намекает, что к привычным для нас индикаторам возможности распространения спорыньи (холодная зима, влажное лето) можно добавить и налеты саранчи (а мы рассмотрели только прус). О биологических механизмах такой связи можно пока только догадываться. Может быть, саранча просто съедает весь урожай, и голодающий народ ест любое зерно, даже пораженное спорыньей запредельно? Нет, не получается — иногда это происходит в разных местах. Возможно, саранча переносит конидии спорыньи (если попадает

---

[1] Белецкий, Е.Н. Массовые размножения насекомых. История, теория, прогнозирование: монография. Харьков, 2011.

на время медвяной росы). Может, наоборот, она вместе с растениями ест спорынью и эндофиты, нарушая свой серотониновый баланс, и как раз поэтому и превращается из кобылок в саранчу. Или же и на саранчу, и на спорынью параллельно действуют одни и те же солнечные факторы, через изменение климата или каким-либо иным способом. Или космическая погода действует и на саранчу, и на спорынью, и одновременно на солнце, вызывая на нем появление пятен. Нам механизм не столь важен, это работа солнечных физиков, которые пока не совсем понимают механизм образования солнечных пятен, и биологов, которые все еще не могут прийти к консенсусу, что же все-таки делает саранчу саранчой — недостаток белков, изменение уровня серотонина (я бы предположил именно это), или что-то еще. Возможно, когда-нибудь выяснится нечто, что сегодня трудно представить. Например, что вместе со спорыньей размножаются ее энтомофторовые (насекомоядные) родственники и начинают охотиться на кобылок, как кордицепс (тоже из рода спорыньевых грибов) на муравьев, а кобылки (одиночная фаза саранчи) в страхе превращаются в стадную саранчу и улетают. Все что угодно может быть, но у нас здесь пока задача простая и чисто утилитарная — найти дополнительный индикатор возможности эпидемий (или просто повышенного распространения спорыньи). И теперь он у нас, похоже, есть. Если где-то идет значительное нашествие саранчи, то в ближайшие годы возможно ожидать и распространение спорыньи (причем иногда совсем в другом месте и разных видов).

Поскольку на этом данные у Гирша заканчиваются, все же придется обратиться к другим источникам. Можно только отметить, что Д. И. Менделеев, предположив закономерность, оставил в своей периодической таблице пустые клетки, где должны были разместиться пока еще не открытые элементы. Таблица стала обладать предсказательной силой. Здесь у нас подобная ситуация. Пустая клетка только одна в 1615 году. Ничего особо характерного в Европе в этот год не описано, но мы знаем о таинственной Великой Смерти (Great Dying) в Америке, начавшейся в том году — от нее в течение нескольких лет вымерло до 90% индейцев на территории будущего штата Массачусетс. В 1615 году французское торговое судно потерпело крушение у берегов нынешнего Массачусетса, в заливе Кейп-Код, где-то в районе современного Плимута. Местные индейцы вампаноаги, которые знали, как много их соплеменников было похищено европейскими торговцами в последние годы, убили всех оставшихся в живых, кроме четырех мужчин, которых они превратили в рабов. Поэтому считается (объяснение, конечно, сомнительное — вроде заброски трупов в Кафе времен «черной смерти»), что один из этих французских пленных нес в себе какую-то болезнь, вызвавшую крупную эпидемию. Споры о том, что это была за эпидемия, продолжаются все время, на роль заболевания предлагались бубонная чума, тиф, оспа, менингит и лептоспироз. Возможно, стоило бы выяснить, какой именно груз вез этот французский торговый корабль (или последующие английские корабли), учитывая две особо морозные зимы 1614 и 1615 гг. К слову, Сейлем с его будущими знаменитыми ведьмовскими процессами с «красным хлебом» — в часе езды от Плимута.

Но пока вернемся к таблице. Во-первых, стоит добавить к данным Белецкого последнее (на момент написания книги) нашествие саранчи, которое идет в разных странах уже на протяжении пяти лет (2010–2015). Оно не слишком большое, но постоянное, в России режим чрезвычайной ситуации вводят в нескольких регионах каждый год. Во-вторых, поскольку крупных эпидемий эрготизма (за исключением 1926-27 гг.) в XX веке не зарегистрировано, придется довольствоваться отдельными зафиксированными вспышками отравлений спорыньей людей или даже эпидемиями эрготизма у коров. Мы знаем о большом распространении спорыньи в 1932 году на Нижней Волге[2] и в Украине[3], об эпидемиях эрготизма в это же время в Мозырском округе в Белоруссии[4] и Украине[5]. В 1946 году была эпидемия эрготизма в Сибири[6] (а также гаффская болезнь в 1946-1948 гг. в Западной Сибири, по одной из версий также связанная со спорыньей; болезнь вернулась в Сибирь в 2011-13 гг.), в 1951 году — знаменитый Пон-Сент-Эспри и эпидемия в Индии, в 2001 году — серьезная эпидемия в Эфиопии[7] (и «неопознанная» эпидемия в Чечне с 2004 г.), в 2010 году — описанный выше истерический психоз в Судане (и в 2011 г. отравление спорыньей детей в Ярославской области в России), гибель от эрготизма коров и овец в Канаде и США в 2012-14 гг. А в середине

---

[2] Ф. 631. Оп. 5. Д. 75. Л. 69; РГАЭ. Ф. 7486. Оп. 37. Д. 235. Кондрашин В. В. Голод 1932-1933 годов: трагедия российской деревни. РПЭ, 2008. С. 106.

[3] Спорынья. / Труды. Лаборатория фитопатологии. Украинский НИИ зернового хозяйства, 1935. вып. 1-8. С. 20-21.

[4] Кулик, Д. М. О психических изменениях при эрготизме. / Невропатология и психиатрия, Т. 4, В. 2. Медгиз, 1935. С. 113.

[5] Ф. 7486. Оп. 37. Д. 237. Л. 66-67. Кондрашин В. В. Голод в СССР. 1929-1934. Том 2. Июль 1932 - июль 1933. М.: МФД, 2012. С. 118-119.

[6] Лавриненко, П. Г. Мои года — мое богатство. // Вестник краеведения: Прокопьевский район. Вып. 3. 2006 (год эпидемии уточнен по моему запросу в Кемеровскую областную научную библиотеку).

[7] Urga, K. Debella, A. et el. Laboratory studies on the outbreak of Gangrenous Ergotism associated with consumption of contaminated barley in Arsi, Ethiopia. 2002.

1990-х зарегистрирован эрготизм только у животных, но достаточно широко — только в Южной Африке эпидемия затронула 2646 коров на 29 фермах[8]. В это же время африканскую спорынью впервые обнаружили в Бразилии (1995) и в Техасе (1997).

саранча	эрготизм
1884–1888	1887–1889
1890–1893	1890–1891
1901–1903	1903–1905
1910–1913	1907–1911
1923–1925	1926–27
1930–1932	1932
1937–1939	
1945–1947	1946
1951–1953	1951
1995–1997	1994–1995
2003	2001, 2004
2010–2015	2010–2014

В таблице опять получается одна пустая клетка. Очередной намек присмотреться к «великому безумию» массовых репрессий в СССР в 1937–38 гг. повнимательнее. И припомнить также параллельный знаменитый психоз «нашествия марсиан» в США в 1938 году, заставивший более миллиона человек бежать из своих домов. Но пока рассмотрим другой год, не вошедший в список Белецкого (поскольку саранча была не прусом, а пустынной; по той же причине в таблице отсутствуют 1977 год и «пушкинский» 1824 год). Этот «пропущенный» 1954 год также известен массовыми психозами — пиком новой «охоты на ведьм» (маккартизм в США) и волной массового нашествия инопланетян в Европе.

---

[8] Schneider D. J. et el. First report of field outbreaks of ergot-alkaloid toxicity in South Africa. Onderstepoort J Vet Res. 1996.

Глава 16

Нашествие НЛО

Как мы видим, вредные свойства спорыньи, часто вызывавшие в средневековье грозные эпидемии, теперь, благодаря ее изучению и освоению, используются для спасения жизни людей. Наука подчинила себе токсические свойства спорыньи, которые в наши дни уже не приносят вреда, а служат на пользу человеку.

Журнал «Природа», № 6 (1954)

Съешь ещё этих мягких французских булок, да выпей же чаю

Панграмма Windows

С 1950-х годов планету Земля стали часто посещать инопланетяне. Самое известное нашествие, которое позже стали называть «волна наблюдений посадок НЛО и гуманоидов» было зафиксировано в 1954 году во Франции. Раскрутке темы НЛО мы в немалой степени обязаны деятельности Жака Валле, ученого и писателя-фантаста, утверждавшего, что он и сам видел НЛО над своим домом в Понтуазе (пригород Парижа). С тех пор гуманоиды регулярно прилетают на нашу планету; вспышки наблюдений НЛО приходятся в основном на лето и осень.

Осенью 1954 года НЛО во Франции видели практически каждый день, а в октябре и по десять раз на дню. НЛО почему-то предпочитали посещать глухие сельские районы. В ноябре нашествие закончилось. И это была не одновременная массовая галлюцинация, зафиксированы наблюдения отдельные, распределенные во времени, что прямой психической индукцией объяснить уже труднее. Список видений НЛО во Франции огромен, около тысячи случаев. В остальной Европе наблюдений было примерно полторы сотни. Понятно, что все эти свидетельства заведомо включают в себя выдумки и газетные утки, но в общем и целом создается впечатление — люди на самом деле что-то видели. Некоторые «контактеры», правда, утверждали такое, что сами фанаты наблюдений НЛО отнеслись к их свидетельствам настороженно. Например, служащий Фернандо Сеема утверждал (правда, задним числом), что в Мадриде в университетский сад с НЛО был сброшен камень, покрытый загадочными письменами. На всякий случай он перерисовал их и вскоре вступил в двухстороннюю связь с «обитателями планеты Вольф 424». Во Франции некоторые контакты были тоже впечатляющими. Обратимся к описанию Жака Валле:

Среди случаев, заслуживающих особого внимания, но положенных под сукно самими энтузиастами изучения проблемы НЛО, упомянем событие, происшедшее 30 сентября 1954 г. в Нуатре, департамент Эндр и Луара, Франция. Примерно в половине пятого дня Жорж Гатай, руководивший бригадой из восьми каменщиков, внезапно заметил, что направляется прочь от строительной площадки. Он чувствовал «необычную вялость» и очень изумился, куда же это он идет. Вдруг перед ним неожиданно предстало странное видение. Метрах в десяти от него, выше на откосе, находился человек. На нем был серый рабочий комбинезон и короткие сапоги, а на голове — непрозрачный стеклянный шлем с забралом, доходившим до груди. В руке он держал какой-то удлиненный предмет: «Это мог быть или пистолет, или металлический прут». На груди светил яркий фонарь. Странный человек стоял перед большим сверкающим куполом, который «плавал» на высоте меньше метра. На верхушке купола располагалось нечто похожее на вращающиеся крылья или лопасти. «Затем странный человек неожиданно исчез, и я не могу объяснить, как он это сделал, хотя и не сводил с него глаз; он именно исчез, как картинка, стертая одним махом. Вслед за этим я услышал сильный свистящий звук, который заглушил даже грохот наших экскаваторов. Тарелка поднялась вертикально, двигаясь толчками, а затем так же, словно чудом, растворилась в голубоватой дымке». Гатай хотел бежать, но какая-то сила приковала его к месту. Он был «парализован» на протяжении всей этой сцены. В таком же состоянии оказались и члены его бригады — уникальный случай коллективной физиологической реакции. Никто из них до этого не верил в так называемые тарелки. Как только Гатай снова обрел способность двигаться, он поспешно вернулся к своим подчиненным и закричал: «Вы что-нибудь видели?» Беруа ответил: «Да. Летающую тарелку!» А водитель экскаватора Любанович добавил: «А перед ней был человек, по одежде напоминавший водолаза». Четверо других — Сеше, Вильнев, Ружье и Амиро, водитель грузовика, — подтвердили все детали необычного зрелища. Этот инцидент, заметим для себя, произошел в уединенном сельском районе, когда во Франции только-только начиналась волна сообщений о наблюдениях НЛО[1].

Вскоре газетные статьи полились как из рога Амалфеи. Наиболее важные наблюдения были позже собраны тем же неутомимым Жаком Валле. Одни «контактеры» обнаружили инопланетный корабль, у которого «стояли два небольших существа в серебристых костюмах и хрюкали, как свиньи». Затем корабль окрасился в «огненный» цвет и улетел. Фермер из Мурьера встретил существо среднего роста в шлеме, которое делало дружественные жесты. Затем оно направилось в кусты и улетело в сумрак ночи в сигарообразном объекте. В Преманоне дети бросали камни в небольшое существо, которое они назвали «привидением». Над дорогой близ Бранжа с мягким свистящим звуком летали светящиеся объекты с «грибами» наверху. Близ озера Сен-Пуан мадемуазель Буррио видела яркий свет и пересекающих дорогу трех существ, двое из которых были карликами. В Фуссиньярге видели красноватый объект, «что-то вроде светящегося помидора с антенной наверху». Инопланетяне не стеснялись, светящиеся объекты пикировали на наблюдателей, парализуя их, злобные пришельцы в зеленых водолазных костюмах стреляли по людям голубыми лучами, а яйцеобразные объекты глушили двигатели мотороллеров. В департаменте Юра были замечены два одетых в «костюмы, блестящие, как латы» карлика, которые шли очень

---

[1] Валле, Ж. Параллельный мир. М., 1995.

неуклюжей походкой. Близ Сенона фермер встретил карлика в «водолазном» костюме, бормотавшего что-то «нечеловеческим и неразборчивым» голосом. Свидетель оказался неспособным двигаться во время встречи, затем существо вошло в тарелку, припаркованную на обочине, которая улетела «подобно молнии», испуская зеленоватый свет. Ослепительно светящиеся объекты в форме яйца приземлялись в Круа, а вокруг них суетились низкие, темные фигуры «вроде мешков с картошкой». В Бержераке диск на трех ногах парализовал пенсионера, но потом его сдуло ветром. Словом, жизнь кипела, но в подавляющем большинстве случаев остальные свидетели с инопланетными карликами не разговаривали, а наблюдали только разнообразные летающие или приземляющиеся яркие разноцветные объекты. Например, водитель из Шербоньер был просто ослеплен ярким красным светом, который исходил от объекта, парящего над дорогой [2].

Газета Le Lorrain (9 октября 1954) передавала подробности битвы с пришельцами в регионе Франш-Конте, любимом месте средневековых оборотней, — обезумевшие дети нападали на НЛО и сражались с инопланетными монстрами игрушечными пистолетами:

Морес (от нашего корреспондента). *В недавнем выпуске мы кратко сообщали о 12-летнем мальчике, ставшем жертвой странного существа, похожего на огромную глыбу сахара из иного мира, прибывшего на одном из этих таинственных неопознанных летающих объектов, которые в настоящее время вторгаются в Европу.*

---

[2] Валле, Ж. Анализ 200 наблюдений, сделанных в 1954 году (пер. Михаил Герштейн). // The Humanoids. Flying Saucer Review Special Issue. 1969.

Был ли мальчик из Юры героем первого межпланетного боя? Возможно, будущее покажет.

Шесть часов вечера. Раймонда все нет. Зеленый фургон пекаря из Ле Русс уже давно исчез за поворотом дороги. Раймонд не пришел за хлебом в этот вечер. Так же, как его братья и сестры, он не пошел в школу в этот день...

Двумя днями ранее, 7 октября 1954 года, газета Le Lorrain, отмечая, что хроника «летающих тарелок» становится все более и более насыщенной с каждым днем, разместила рассказ Пьера Лукаса из Бретани, встретившего «марсианина с глазами размером с яйцо». Ранним утром мсье Пьер спокойно работал, когда вдруг в дымке туманного рассвета он увидел блестящее летающее трехметровое блюдце. Пьер на него и внимания бы не обратил, но тут из блюдца вышел волосатый карлик-марсианин с овальным лицом, хлопнул Пьера по плечу и забормотал что-то на своем, марсианском. «Заходи, поболтаем», — невозмутимо предложил НЛО-навту мсье Лукас, но тот растворился в воздухе вместе с тарелкой, пока Пьер поднимался по лестнице, чтобы предупредить об инопланетном госте владельца булочной. Да, Пьер Лукас был скромным работником пекарни в Локтюди в Финистере[3]. А поскольку Пьер был не единственным булочником, наблюдавшим НЛО, то очевидно, что во Франции это была широко распространенная профессия.

В тот же день, пока мсье Лукас беседовал с волосатым карликом, в Марсилаке (Жиронда) в два часа ночи булочник Гай Жанти заметил инопланетный корабль в форме перевернутой воронки, пролетавший на высоте 70 метров над уровнем моря. Подобных

---

[3] Un Boulanger Breton L'affirme // Le Lorrain, France, le 7 octobre 1954.

описаний НЛО, например, сантехниками почему-то отмечено не было — вероятно, булочники более наблюдательны (хотя до фермеров им, конечно, далеко). Впрочем, один сын водопроводчика в департаменте Орн все же видел мигающий куполообразный шар над деревьями.

Надо также отметить, что далеко не все гуманоиды были серебристыми карликами — к ученику пекаря Пуше в Маркуэне приставали карлики в виде таинственных теней, а булочник мсье Лелу, проезжая по шоссе 101 в Тронде, видел на поле застывшего высокого инопланетного блондина. Тем не менее, карликов все же было больше, американский журнал Лайф даже поместил фотографии двух из вышеописанных булочников, на которых они своими руками показывали низкий рост встреченных ими инопланетян [4]. Небольшие веретенообразные тарелки таких карликов иногда садились прямо на улице, озаряясь радужным сиянием, как достоверно засвидетельствовал булочник из Бомпа [5]. Марсиане при этом оказались полиглотами: когда китайский иммигрант в Экайоне (департамент Нор) ехал на мотоцикле, и светящееся НЛО в форме подводной лодки заглушило ему двигатель, то вышедшие из корабля четыре марсианина, похлопывая впавшего в ступор мотоциклиста по плечу, заговорили с ним по-китайски. Правда, неразборчиво. Но наверняка китаец сразу вернулся домой и поведал эту удивительную историю своему брату — как уточняет газета, владельцу пекарни [6].

---

[4] Astral Adventurers — Frenchmen report meetings with unlikely creatures. // LIFE Magazine, USA, 1 November, 1954. p. 28.

[5] Le Havre, France. 13 october 1954. pp. 1 & 4.

[6] La Croix du Nord et du Pas-de-Calais, France, 24 October 1954.

Что касается цвета внеземных кораблей, то он мог быть любым, но превалировал либо радужный, либо красный. Например, согласно Le Provençal (22.09.1954), летающее блюдце, которое булочник мсье Жиро наблюдал из окна пекарни в Сен-Рафаэль, было красным, блестящим и оставляло след дыма. В Авудре (Франш-Конте) пролетающие на северо-запад (отметим направление) диски были лишь слегка красноватыми, но тоже блестели, как свидетельствует булочник Пьер Мина (14.10.1954). В Ланжеак (Верхняя Луара) ракету заметили сразу несколько человек разных профессий, она выглядела чисто белой; полагаю, что присутствующий в этой компании булочник мсье Перуссел уж точно не мог бы ошибиться с цветом (22.09.1954). В Ансервиле (Мозель) труба диаметром с луну светилась неопределенным светом, согласно свидетельству булочника Жоржа Гиймена (29.09.1954). А в пригороде Кале (Па-де-Кале), булочник, выйдя из пекарни, чтобы подышать свежим воздухом, наблюдал ярко-желтый аппарат в виде четырехметрового гриба, который быстро снизился и приземлился на рельсах (14.10.1954).

Некоторые газеты, впрочем, даже пытались печатать опровержения. Например, Le Quotidien (26.10.1954) доказывала, что финистерский булочник мсье Лукас принял за марсианина циркового козла, который мирно пасся неподалеку. Другая газета приводила слова владельца поля, на котором булочником был замечен «инопланетный блондин» — хозяин поля утверждал, что это была всего лишь фигура фермера-поляка, который там работал. Никто таким статьям не верил — было очевидно, что этих журналистов подкупили марсиане, чтобы запутать следы.

Прочитав даже малую часть из тысячи подобных заметок, трудно не испытать чувство благодарности к уфологам, которые дотошно и аккуратно выкладывают материалы, включая сканы старых газет, графики времени наблюдений, таблицы и карты на десятках сайтов. Это действительно полезная работа, облегчающая анализ. Можно отметить только одно упущение: никому не пришло в голову сгруппировать данные по профессиям наблюдателей. И я бы предложил уфологам такой анализ провести, учитывая, что наблюдений по Франции было около тысячи, а профессия «контактера» указывается в газетах примерно в одном случае из трех (навскидку, по небольшой выборке). Тогда можно было бы сразу увидеть, сколько среди наблюдавших НЛО полицейских, плотников, фермеров, башмачников, мясников и пр., оказалось булочников. Почему в наблюдателях лидируют булочники? Почему можно найти только одного молочника? Возможно, я просто плохо искал? Но мы можем исключить субъективный фактор, грубо прикинув, сколько примерно пекарей должно было оказаться наблюдателями. Во Франции действительно самая высокая в мире плотность независимых пекарен. Сегодня их примерно 32 тыс., а всего в хлебопекарной промышленности трудится 150 тыс. человек (включая крупные заводы и сетевые структуры). В 1950-х мини-пекарен было даже больше, около 54 тыс.; на одну мини-пекарню приходится в среднем около трех работников. Население Франции в 1954 году составляло 43 млн. человек. Скольким булочникам, исходя из процента пекарей к населению, должно было повезти с наблюдением НЛО? Кажется, пекарями имели статистические шансы оказаться только пара наблюдателей в лучшем случае, не более? Что-то тут не сходится.

Газета La Liberté (21.10.1954) приводит слова булочника-скептика Реми Марселя, который сам наблюдал переливающийся всеми цветами радуги летящий объект: «Все равно не верю я в эти тарелки, но уж точно, что-то за всем этим стоит». Здесь трудно не согласиться с пекарем: что-то за этим действительно стоит.

Была ли это вовсе не «волна массой истерии», как тогда же в 1954 году предположил Джордж Хоер?[7] Психиатры традиционно считали объяснение «истерией» самодостаточным, не пытаясь выяснить, может ли психические эпидемии провоцировать какой-либо биологический агент (теперь истерию называют «диссоциативным расстройством» или «массовым конверсионным синдромом», в этом смысле ничего не изменилось). Ели ли булочники больше своей продукции, чем их покупатели? Или просто дышали мукой? Не случайно, похоже, писал еще в XIX веке Забылин: «въ такихъ случаяхъ нужнѣе всего остерегаться рожковъ и тщательно отдѣляя ихъ, зарывать въ землю, чтобы кому нибудь не попало по вѣтру въ ротъ»[8]. Но не обязательно в рот. Мельники всегда были персонажами «колдовского» фольклора и связывались с нечистой силой тоже не просто так. Для того чтобы понять, имеет ли вообще смысл предполагать отравление, нужно по любым доступным источникам посмотреть на характерные индикаторы — погоду зимой и летом, коров, саранчу и т. д.

Летом 1951 года, накануне эпидемии безумия в Пон-Сент-Эспри, журнал Тайм писал: «Это был самый дождливый июнь в памяти Парижа» и цитировал параноидальные жалобы газеты Юманите: «И все это опять вина американцев. Они не только занимают наши земли...

---

[7] George Heuyer, Note sur les psychoses collectives, Bulletin de l'Académie National de Médecine, 1954.

[8] Забылинъ М. Русскій народъ, его обычаи, обряды, преданія, суевѣрія и поэзія. 1880. С. 434.

но они оставляют нас без солнца!»[9]. Французы тогда связывали плохую погоду с атомными экспериментами на далеком атолле Эниветок. Поиски виновных, диверсантов, врагов, предателей и шпионов — тоже характерный дискурс фонового отравления. Но слава 1951 года как «самого дождливого» померкла с наступлением 1954 года. Лето было мерзким по всей Европе. В Лондоне оно описывалось «прохладным и унылым». А вот что говорили французские метеорологи о плохом лете 2007 года:

> Дождливое, серое и вообще холодное лето во Франции было худшим за прошлые 30 лет, как указала метеослужба в пятницу... «Да, мы можем сказать, что это было гнилое лето, — говорит Фредерик Натан, метеоролог Метео-Франс. — Но лето в 1954 и в 1977 гг. было еще хуже»[10].

Второе упомянутое «гнилое» лето 1977 года известно нам эпидемией эрготизма в Эфиопии, а также волной наблюдений НЛО на восточном побережье США. В странах, прилегающих к Красному морю, год запомнился сентябрьским налетом саранчи, которую не могли остановить даже самые современные средства уничтожения.

Однако одного лета нам недостаточно — в упомянутом 2007 году, например, проблем со спорыньей не возникало. Часто нужна еще холодная зима, которая в 2007 году была аномально теплая, все газеты об этом чуде захлебывались, даже озимые стали пытаться всходить в январе. А вот в 1954 году все оказалось куда серьезнее: зима 1953–1954 гг. считается самой суровой

---

[9] France: Weather or Not // Time, Monday, 09 July 1951.

[10] Worst summer in 30 years in France. // Agence France-Presse. Aug 24, 2007, online (http://www.terradaily.com/2007/070824142358.pnacn9vn.html) р.д: 10.06.2015.

зимой XX века. На обширной территории от Атлантики до Урала с ноября по апрель лютовала стужа, замерзли каналы Венеции и Датский пролив. Воспользуемся описанием журнала Meteoweb:

> Зиму 1953–1954 годов по праву называют «зимой века». Лютые, небывалые холода с ноября по апрель стояли на огромной территории от Испании и Франции до Уральского хребта. На Южном берегу Крыма морозы держались три месяца подряд, среднемесячная температура февраля была на 10-12 градусов ниже нормы, в Ялте высота снежного покрова в этот период превышала 30 сантиметров, в Каспийском море плавучие льды достигали Апшеронского полуострова. Полностью замерзло Азовское море, через Керченский пролив было открыто устойчивое автомобильное сообщение, замерзла северная часть Черного моря.
>
> Итак, за последние 2 тысячи лет в районе Черного моря отмечено более 20 «жестоких» зим. Интересно, что временной интервал между ними составляет в среднем 78 лет (в большинстве случаев от 60 до 90 лет). Основываясь на этих наблюдениях, можно думать, что очередная суровая зима на Черном море наступит не раньше, чем в начале XXI века[11].

Метеорологи, заметим, угадали правильно — Черное море у берегов Одессы замерзло в очередной раз к февралю 2012 года и меньше — к февралю 2014 года (передвижения судов в акватории порта Одессы сопровождались ледокольным судном). Но метеорологи именно

---

[11] Meteoweb. По материалам журнала «Наука и Жизнь», 2009, online (http://meteoweb.ru/2009/ar060.php) р.д: 10.06.2015.

«угадали», а не «предсказали», поскольку они ошиблись с циклом — замерзало море «внепланово» еще один раз — в 1977 году. Таким образом, в 1977 году сложился полный комплекс: зима — лето — саранча — эпидемия эрготизма и для комплекта — нашествие НЛО на восточнее побережье США. А была ли саранча в 1954 году? Да, и не просто была, а это нашествие в 1954 года было огромным — второе по величине нашествие саранчи в мире. 10 млрд. особей этого вредителя превратили в безжизненную пустыню около 500 кв. км цветущего края в Кении, рой саранчи уничтожил почти 250000 тонн зерновых в Египте. Это была первая саранча, долетевшая до Британии с 1869 года.

Посмотрим, как вел себя в Европе еще один характерный индикатор — коровы. Если бы копыта у них массово отваливались, то эпидемию бы зафиксировали. А если легкие симптомы? Не возникли ли у европейских коров проблемы с удоями? Не увеличилось ли количество выкидышей? Да, возникли и увеличилось. Это даже в советских работах отмечалось: «Например, в Дании в исключительно дождливое лето 1954 г. в растительности отмечалось повышенное содержание эстрогенов. В результате возникало большое количество перегулов у коров, абортов на втором-третьем месяце беременности, случаев яловости, запоздалой лактации у первотелок»[12]. Сейчас становится ясно, что страх перед влиянием фитоэстрогенов был в прошлом веке преувеличен, а отчего у коров увеличиваются выкидыши и пропадает молоко, мы знаем лучше средневековых ведьм, которых за эту «пропажу молока» сжигали. И это не фитоэстрогены — аборты они, как сейчас счи-

---

[12] Гусынин, И. А. Токсикология ядовитых растений. Изд. Сельскохозяйственной литературы. М., 1962. С. 490.

тается, спровоцировать могут, но удой молока, наоборот, увеличивается (если не перебрать, тогда опять уменьшается). Коровам эстрогенно активные вещества дают специально при низкой эстрогенной активности рациона, чтобы увеличить секрецию молока и жирность.

Итак, все основные условия в 1954 году были соблюдены. Более того, зафиксировано также появление и непосредственно спорыньи. Спорынью в зерне обнаружили в Англии, что привело к сильному волнению населения, которое еще хорошо помнило случай в Пон-Сент-Эспри. Из газетной заметки «Смертельный яд обнаружен в пшенице» от 30 сентября видно, как представитель Министерства сельского хозяйства пытается успокоить англичан, обеспокоенных появлением паразита:

> Спорынья, опасный яд, который может заразить хлеб, обнаружен в пшенице графства Уорикшир. Четверо французских сельских жителей, съевших ржаной хлеб, были убиты спорыньей в 1951 году. Другие впали во временное помешательство. «Но нет опасности, что спорынья попадет в хлеб в Великобритании», — говорит представитель Министерства сельского хозяйства.
>
> Он пояснил: «Спорынью ржи, от которой пострадали французы, довольно легко вычистить из пшеницы, а в качестве дополнительной меры предосторожности загрязненная спорыньей пшеница не принимается на мельницах. Спорынья в пшенице в нашей стране — не редкость, хотя, кажется, в этом году все хуже, чем обычно» [13].

---

[13] Killer poison is found in wheat — Close watch. // The Singapore Free Press. 30 September 1954. p. 8.

Представитель Министерства, конечно, слегка покривил душой насчет того, что спорынью «довольно легко вычистить из пшеницы» — это и сегодня серьезная проблема даже при дорогостоящих оптических очистителях. Но народ надо было успокоить. В этом и проявилась проблема столь широко обсуждаемого отравления в Пон-Сент-Эспри. Не узнали бы люди о спорынье — не паниковали бы. А паника «хлеб отравлен!» может быть серьезной, особенно если хлеб действительно отравлен и тем самым предрасполагает население к такой панике (потребленные алкалоиды усиливают ее вероятность). Поэтому правительства большинства стран случаи попадания спорыньи в хлеб будут стараться по возможности замалчивать и не признавать.

Теперь мы вполне можем предположить, что урожай во Франции также был заражен. Более того, при таких общих условиях практически нет шансов на то, что он заражен не был. Слабое заражение, действующее без проявления явных физических симптомов, тем не менее могло сказываться на психическом состоянии общества и особенно сильно влиять на отдельных предрасположенных индивидуумов. Или на тех невезучих крестьян, кому попался мешок муки из зерна, собранного с края поля. Это может объяснить многое из описанного Валле: эпизоды с «обездвиживанием» некоторых наблюдателей, которых «парализовало лучом света»; свидетелей, находившихся в состоянии панического страха, а иногда теряющих сознание во время происшествия или позже; «ощущения покалывания» у других «контактеров» и разноцветные видения.

Но если фоновое отравление спорыньей может вызывать у предрасположенных людей галлюцинации и видения, а у других просто нарушения зрения и ослабление когнитивных функций, то достаточно ли это для объяснения всех многочисленных наблюдений? Не будет ли такое предположение слишком большой натяжкой? Выше я уже отметил — если отбросить «разговоры с инопланетянами» и борьбу с «воинственными карликами в сапогах» (были и такие), то остается впечатление, что наблюдение неопознанных летающих объектов в небе в это время все же имело место, и могло бы объясняться не только чистыми галлюцинациями. Какой-то фактор должен был эти видения спровоцировать изначально.

Можно было бы предположить некие атмосферные явления, вызванные печально известной операцией «Снежок» — испытаниями в СССР ядерного оружия на Тоцком полигоне 14 сентября 1954 года, но доказательств этому никаких нет; даже радиоактивное облако ушло в противоположную от Европы сторону прямо на Оренбург.

И вот тут стоит вернуться непосредственно к саранче. Что для нас самое существенное — «В 1954 г. эти насекомые из Северо-Западной Африки добрались до Британских островов, преодолев расстояние в 2400 км. При этом полет саранчи может проходить на высоте до 2000 м!»[14]

Во время этого нашествия саранчи был выявлено, что она не прекращает полет ночью — летящая саранча была обнаружена через два часа после заката радаром военного британского корабля[15]. Ранее саранча радарами еще не засекалась. Этот любопытный сам по себе факт также интересен тем, где именно была обнаружена

---

[14] Феоктистова, Н.Ю. Почему саранча собирается в стаю // Биология №37 (620), 1–15.09.2001.

[15] Drake, V. A. Radar Entomology: Observing Insect Flight and Migration. 2012. p. 257.

эта летящая саранча — в Персидском заливе. Считается, что саранча, долетевшая до Британских островов (отмечалась там с середины октября до начала ноября), облетела Европу над океаном, поскольку в океане нашли много мертвой саранчи[16]. Предполагается, что саранчу сдуло туда ветром. Это верно, если мы говорим только о роях из западной Сахары. И то, верно лишь относительно — нет никаких оснований утверждать, что вся саранча из Сахары летела именно над морем. Тем более что саранча из западной Сахары — лишь часть нашествия. Саранча, которую засек радар над Персидским заливом? Хорошо, предположим, она могла полететь в Индию (в 1954 г. саранча там появилась, как появлялась и в 1951 г. — в оба года Индия просила международной помощи). А саранча из Кении, Египта, Марокко куда полетела? Как эти рои добирались бы к Британским островам? Через Францию и полетели бы. И что тогда французские крестьяне могли увидеть? Пятна какие-то в небе мерцают в лучах заката (максимум наблюдений зафиксирован вечером) или даже светятся сами огнями св. Эльма, а дальше подготовленная правильным урожаем легкая хлебная парейдолия дополняет в мозгу наблюдателя картинку до гуманоидно-ожидаемой? Строго доказать это вряд ли получится, но как дополнительную гипотезу принять можно.

Предположим, что механизм появления НЛО — комплексный. Над страной пролетают отдельные рои саранчи (именно так она перемещалась по Кении — не одним роем, а полусотней роев). Летит эта саранча небольшими роями именно в октябре — основном месяце наблюдений НЛО. Летит рой высоко, снизу выглядят

---

[16] Spinage, C. African Ecology: Benchmarks and Historical Perspectives. Springer, 2012, pp. 543-544.

просто пятном с четкими краями. Сельчане видят нечто, летящее высоко в небе. С учетом фонового отравления, они гораздо восприимчивей, могут картинку в своем мозгу дорисовать и раскрасить, а некоторые после обеда со свежим хлебом могут и лично с гуманоидами поговорить по душам. Газеты и телевизор подливают масло в огонь, индуцируя население и раскручивая психоз — тарелки кругом, инопланетяне атакуют. Установка воспринимается и распространяется. Под конец даже саранча уже не обязательна, она свою индуцирующую роль выполнила. Теперь НЛО будут видеть массово.

Библиографический список

1. Ajrekar, S. L. Observations on a Disease of Jowar. / Journal of the Indian Botanical Society, 5, 55-61, 1926.
2. Alm, T. The Witch Trials of Finnmark, Northern Norway, during the 17th Century: Evidence for Ergotism as a Contributing Factor. / Economic Botany, vol. 57, No. 3, 2003.
3. Astral Adventurers – Frenchmen report meetings with unlikely creatures. / LIFE Magazine, USA, 1 November, 1954.
4. Barger, G. Ergot and Ergotism: A Monograph. London, 1931.
5. Barnett, A. Plague of locust. // Western Mail. 16 August 1951.
6. Bartholomew, R. E. Rethinking the Dancing Mania. Skeptical Inquirer. v. 24 (4), July-August, 2000.
7. Bell, J. Travels from St. Petersburg in Russia, to diverse parts of Asia V. 2, 1763.
8. Black, C. Early Modern Italy: A Social History. Routledge, 2002.
9. Bové, F. J. The story of ergot: For physicians, pharmacists, nurses, biochemists. 1970.
10. Bowman, A. K. The Cambridge ancient history Cambridge University Press, 2000.
11. Cattle Losses From Ergot-infested Paspalum / The Courier-Mail, Thursday, 27 May 1937.
12. Christensen, C. M. Molds, Mushrooms, and Mycotoxins, 1975.
13. Couteur, P. Le. Burreson, J. Napoleon's Buttons: How 17 Molecules Changed History, 2004.
14. Drake, V. A. Radar Entomology: Observing Insect Flight and Migration. 2012.
15. Ergot poisoning responsible. / Cairns Post. Saturday, 1 September, 1951.
16. Exstacts of Letters from a Gentleman at Smirna, August 29, 1823 // The baptist Magazine, 1824.
17. Fabrice, H. Ученіе объ изгнаніи плода и дѣтоубійствѣ. 1906.
18. Ferrières, M. Sacred Cow, Mad Cow: A History of Food Fears. New York: Columbia University Press, 2005.
19. Fleming, G. Animal Plagues: Their History, Nature, and Prevention, v. 1. 1875.
20. Fleming, G. Animal Plagues: Their History, Nature, and Prevention, v. 1. London, 1871.
21. France: Weather or Not // Time, Monday, 09 July 1951.
22. George Heuyer. Note sur les psychoses collectives, Bulletin de l'Académie National de Médecine, 1954.
23. Ginzburg, C. The Night Battles: Witchcraft and Agrarian Cults in the Sixteenth and Seventeenth Centuries. Johns Hopkins University Press, 1983
24. Haeser, H. Lehrbuch der Geschichte der Medicin und der epidem Krankheiten: Bd. Geschichte der epidemischen Krankheiten, 1865.
25. Haskell, A. L. The wonderful world of dance, 1960.
26. Hecker, J. F. C. Geschichte der neueren Heilkunde, 1839.
27. Hecker, J. F. C., M.D. The epidemics of the middle ages. London, 1851.

28. Hirsh, A. Geographical and historical pathalogy. London, 1885.
29. Household Words. / conducted by Charles Dickens. Issue 236, 30 September 1854.
30. Inconclusive Report On Bread Madness. // The Mercury. Monday, 7 April 1952.
31. Kellogg, A. O. Consideration on the Reciprocal Influence. // Atlanta Medical and Surgical Journal. vol. 1, 1856.
32. Killer poison is found in wheat – Close watch. // The Singapore Free Press. 30 September 1954.
33. Kren, V. Cvaka, L. Ergot: the genus Claviceps. Medicinal and aromatic plants, vol. 6. CRC Press, 1999.
34. La Croix du Nord et du Pas-de-Calais, France, 24 October 1954.
35. Le Havre, France. 13 october 1954.
36. Lutz, F. E. Field book of insects. London, 1918.
37. Massey, J. M. Massey, E. W. Ergot, the "Jerks," and Revivals. Clinical Neuropharmacology Vol. 7. Iss. 1, 1984.
38. Michelet, J. The History of France. v.1. 1847.
39. Midelfort, H. C. E. A History of Madness in Sixteenth-Century Germany. Stanford University Press, 2000.
40. Morgan, M. T. Report on an outbreak of alleged ergot poisoning by rye bread in Manchester. J Hyg, 1929.
41. Mulheron, J. J. Kerr, T. F. Communications / The Peninsular Journal of Medicine. v. 10. 1874
42. Mystery Desease Ergotism? // Queensland Country Life, Thursday 17 April 1947.
43. Nambour Chronicle and North Coast Advertiser. Friday, 1 January 1937.
44. Nemes, C. N. Goerig, M. Traces of ergotism and pictures of human suffering in the medieval fine arts. // The History of Anesthesia. Elsevier, 2002.
45. Niemann, G. The Forgotten Peninsula: A Naturalist in Baja California. University of Arizona Press, 1986.
46. North Coast Dry Cleaners (advertising). // Nambour Chronicle and North Coast Advertiser. Friday 17, August 1951.
47. Orfila, M. J. B. Directions for the treatment of persons who have taken Poison. 1820.
48. Paspalum ergot annoys players // The Courier-Mail, Wednesday, 31 March 1937.
49. Persons Go Mad After Eating Bread. // Spokane Daily Chronicle, October 24, 1951.
50. Police Arrest Two Men For 'Bread Of Madness' Deaths. // The Sunday Herald (Sunday), 2 September 1951.
51. Queensland Times, Wednesday, 12 February 1941.
52. Radford, E. Radford, M. A. Encyclopedia of Superstitions, 1949.
53. Ramakrishnan, T. S.ThomasK. M. et el. The natural occurrence of ergot in South India, 1944.
54. Robertson, J, Ashby H. T. Ergot poisoning among rye bread consumers. BMJ, 1928.
55. Roth, K. Streller, S. Der gehörnte Roggen. Ein chemischer Blick auf den Isenheimer Altar. // Chemie in unserer Zeit, Vol. 43, Iss. 5. Oktober, 2009.

56. Schneider D. J. et el. First report of field outbreaks of ergot-alkaloid toxicity in South Africa. Onderstepoort J Vet Res, 1996.
57. Schobero, G. Epitome dissertationis medicae de Seminibus Loliaceis et secalis nigris corruptis... / Acta eruditorum. Lipsiae, 1723.
58. Schröder E. Die Tänzer von Kölbigk. Ein Mirakel des XI. Jahrhundert // Zeitschrift für Kirchengeschichte, 1897.
59. Schwarting, A. E. Hiner, L. D.; A study of domestic ergot of Wheat and Rye. // Journal of the American Pharmaceutical Association, Scientific Edition. Vol. 34 No. 1. 1945.
60. Seidi, O. An epidemic of seizures and psychosis in a sudanese village – A challenging experience. // Journal of the Neurological Sciences. Vol. 333, Supp. 1. p. e17, Oct, 2013.
61. Spinage, C. African Ecology. Springer Science, 2012.
62. Spinage, C. African Ecology: Benchmarks and Historical Perspectives. Springer, 2012.
63. Stach, Jakob. Grunau und die Mariupoler Kolonien. Leipzig, 1942.
64. Stakman, E. C. Harrar, J. G. Principles of Plant Pathology. 1957.
65. Szeligowski, A. Walka o Bałtyk. Lwów; Poznań, 1921
66. Tarsia, A. The devil in the sheaves: Ergotism in Southern Italy / Semiotica. vol. 2013, Issue 195.
67. The Courier-Mail, Friday 26 August 1938.
68. The Genus Aspergillus. / edited by Powell, K. A.; Renwick, A.; Peberdy, J. F. // F.E.M.S. Symposium Series. Vol. 69. Springer Science & Business Media, 2013
69. The Maitland Daily Mercury, Tuesday 24 May 1938.
70. The Mercury. (Monday), 21 March 1949.
71. The Richmond River Herald and Northern Districts Advertiser, Friday, 10 April 1942.
72. The Southern Mail (Bowral, NSW : 1889–1954), Friday 13 June 1947.
73. Un Boulanger Breton L'affirme // Le Lorrain, France, le 7 octobre 1954.
74. Urga, K. Debella, A. et el. Laboratory studies on the outbreak of Gangrenous Ergotism associated with consumption of contaminated barley in Arsi, Ethiopia, 2002.
75. Waller, J. Looking Back: Dancing plagues and mass hysteria. The Psychologist, vol 22. No. 7, July, 2009.
76. Webster, N. A Brief History of Epidemic and Pestilential Diseases. v. 1, 1799.
77. Windsor and Richmond Gazette, Wednesday 16 February 1949.
78. Zadoks, J. C. On the Political Economy of Plant Disease Epidemics. 2008.
79. Азбукина, З. М. Возбудители болезней сельскохозяйственных растений Дальнего Востока. / под ред. З. М. Азбукиной. – М.: Наука, 1980. – 370 с.
80. Альбертино. Зеркало тайныхъ наукъ и отраженіе судьбы человѣка. – М.: 1903.
81. Амфитеатровъ, А. В. Старое въ новомъ. – СПб.: Тип. т-ва «Общественная польза», 1907.

82. Андерсен Г.Х. Красные башмачки / перевод А. и П. Ганзен. – Проспект, 2013.
83. Аничковъ, Е. В. Язычество и Древняя Русь. – СПб., 1914.
84. Аѳанасьевъ, А. Н. Вѣдунъ и вѣдьма. // Комета. Учено-литературный альманахъ. – М., 1851.
85. Аѳанасьевъ, А. Н. Народныя русскія сказки. Томъ 2. – М., 1858.
86. Аѳанасьевъ, А. Поэтическія воззрѣнія славянъ на природу. Томъ 3. – М., 1869.
87. Архипова А.С., Неклюдов С.Ю. Фольклор и власть в закрытом обществе. // Новое литературное обозрение № 101. – 2010. – С. 84-103.
88. Афанасьев, А. Н. Народные русские сказки Том 1. – М., Academia, 1936.
89. Бантышъ-Каменскій, Д. Н. Исторія Малой Россіи. ч. 3. изд. 3. – М., 1841.
90. Басинский, П. В. Горький. – М.: Молодая гвардия, 2006. – 451 с.
91. Бейкер Ф. Абсент. Пер. с англ. О. Дубицкой / Под ред. Н. Трауберг. - М.: Новое литературное обозрение, 2008. - 288 с.
92. Белецкий Е.Н. Массовые размножения насекомых. История, теория, прогнозирование / Е.Н. Белецкий – Харьков: Майдан, 2011. – 172 с.
93. Бенуа, К. А. Грибные болезни саранчи. – Л., 1928. – 150 с.
94. Бергманъ, В. Исторія Петра Великаго: Томъ пятый, изд. 2. – СПб.: Изд. В. Полякова, 1841. – 130 с.
95. Богатства лежащие под спудом // Советская Сибирь № 226, 1 октября. – 1926.
96. Болдыревъ, В. Г. Осада и Взятіе Риги русскими войсками в 1709–1710 гг. – Рига, 1910. – 101 с.
97. Борисенков, Е.П., Пасецкий, В.М. Тысячелетняя летопись необычайных явлений природы. – М.: Мысль, 1988. – 524 с.
98. Брем, А. Жизнь животных. – М.: ОЛМА-ПРЕСС, 2004. – 1192 с.
99. Брикнер, А. Г. История Петра Великого: В 2 т. Т. 2. – М., 1996. – 590 с.
100. Бродель, Ф. Материальная цивилизация, экономика и капитализм, XV-XVIII вв. т. 2. – М.: Прогресс, 1988. – 632 с.
101. Брэмъ, А. Э. Жизнь животныхъ : со множествомъ политипажей и хромолитографіями. Томъ IX. – 1895.
102. Брэмъ, А. Э. Жизнь животныхъ. Томъ 3. Пресмыкающіяся, земноводныя, рыбы, насѣкомыя, низшія животныя. – Просвѣщеніе, 1902.
103. Буслаевъ, Ѳ. Историческіе очерки русской народной словесности и искусства. Томъ 1: Русская народная поэзія. – СПб., 1861.
104. Валле, Ж. Анализ 200 наблюдений, сделанных в 1954 году (пер. Михаил Герштейн). // The Humanoids. Flying Saucer Review Special Issue. – 1969.
105. Валле, Ж. Параллельный мир. – М.: Прогресс, 1995. – 272 с.
106. Вейденбаумъ, Е. Г. Кавказовѣдѣніе. – Тифлисъ, 1901. – 320 с.
107. Вернадский, В. И. Труды по истории науки в России. – М.: Наука, 1988. – 464 с.
108. Владимирский, С. В. Географическое распространение и зоны вредоносного значения спорыньи в СССР. // Советская ботаника, № 5 – 1939. – С. 77-87

109. Власова, М. Н. Русские суеверия : энциклопедический словарь – СПб.: Азбука, 2000. – 670 с.
110. Войны кровавые цветы. Устные рассказы о Великой Отечественной войне. / Составитель А. Гончарова. – М., 1979. – С. 165-166.
111. Ленинский сборник. – Гос. изд-во, 1924.
112. Вуль, Ф. Р. Психиатрия в писательском наследии А. М. Горького. // Журнал психиатрии и медицинской психологии. № 1 (4). – 1998. – С. 99-104
113. Выясновский, А. Ю. Эрготизм. Классификация форм, клиника и патологическая анатомия хронического эрготизма. – Пермь: Издание Психоневрологического института, 1937. – 168 с.
114. Галант, И. Б. Делирий Максима Горького: О душевной болезни, которой страдал Максим Горький в 1889– 1890 гг. // Клинический архив гениальности и одаренности, Т. 1 вып. 2. – М., 1925. – С. 47-55.
115. Гальковскій, Н. М. Борьба христіанства съ остатками язычества въ Древней Руси. – 1916. - 376 с.
116. Геллер, М., Некрич, А. История России 1917–1995. Т. 1. Утопия у власти 1917–1945. – London : Overseas Publications Interchange Ltd, 1986. – 930 с.
117. Голубев А.В. «Если мир обрушится на нашу Республику»: Советское общество и внешняя угроза в 1920-1940-е гг. М.: Кучково поле, 2008. – 384 с.
118. Горбунов, Е. Безосновательная тревога. НВО № 561. – 2008.
119. Горький, М. Н. Г. Гарин-Михайловский. // Красная новь № 4, апрель. – 1927. – С.202-213
120. Горький, М. Письма в 24 томах. Т. 1. – М.: Наука, 1997 – 702 с.
121. Горький, М. Собрание сочинений в тридцати томах, Том 15. – Гос. изд.-во худож. лит-ры, 1951. – 432 с.
122. Григорьев, В. С. Григорий Шелехов. – М.: Советский писатель, 1952. – 592 с.
123. Груздев, И. А. Горький и его время, Т. 1. – Л.: Гос. издат. «Художественная литература», 1938. – 512 с.
124. Гусынин, И. А. Токсикология ядовитых растений. – М.: Изд. Сельскохозяйственной литературы, 1962. – 624 с.
125. Гусынин, И. А. Токсикология ядовитых растений (фито-токсикология). М.: ОГИЗ; Сельхозгиз, 1947. – 264 с.
126. Даль, В. О повѣрьях, суевѣриях и предразсудках русского народа. – М.: Литера, 1994. – 477 с.
127. Дейнега, А. В дыму столетий. // Дагестанская правда № 173-174. – 2008.
128. Делюмо, Ж. Ужасы на Западе : [Исслед. процесса возникновения страха в странах Зап. Европы, XIV-XVII вв. : Пер. с фр.] / Жан Делюмо. – М.: Голос, 1994. – 416 с.
129. Диса, К. Історія з відьмами. [Суди про чари в українських воєводствах Речі Посполитої XVII–XVIII століття]. - Київ: Критика, 2008. – 302 с.
130. Волынскій, А. П. // Древняя и новая Россія. Годъ 3, Т. 1. – 1877. – 426 с.
131. Езерская, Б. Женщины в жизни Пушкина в Одессе. // Вестник №12 (193). – 1998.
132. Ермоловъ, А. С. Народная сельскохозяйственная мудрость въ пословицахъ, поговоркахъ и примѣтах. – Спб.: Тип. А.С. Суворина, 1905.

133. Ефимова, Н. С. Спорынья злаков в условиях предгорной зоны Заилийского Ала-Тау. – Тр. Алма-Атинск. зоовет. ин-та, 1957.
134. Жизнь Пушкина: переписка, воспоминания, дневники.// ред. В.В. Кунин и др. Том 1. – М.: Правда, 1987. – 736 с.
135. Журавлева, Е.А. Похороны кукушки. ЖС. – 1994.
136. Журналъ Министерства народнаго просвѣщения, ч. 98. – СПб.: Тип. Императорской Академіи наук, 1858.
137. Забылин, М. М. Русский народ. Праздники, обычаи и обряды на Руси. – Директ-Медиа, 2007.
138. Забылин, М. Русский народ. Его обычаи, обряды, предания, суеверия и поэзия, в 4 ч. // Сост. и отв. редактор О. А. Платонов. – М.: Институт русской цивилизации, 2014. – 688 с.
139. Забылинъ, М. Русскій народъ, его обычаи, обряды, преданія, суевѣрія и поэзія. – М.: Изд. Бегезина, 1880. – 607 с.
140. Записки Кіевскаго Общества Естествоиспытателей, Томъ 13. – Тип. Имп. ун-та, 1894.
141. Зеленин, Д.К. Восточнославянская этнография. – М.: Наука, 1991. – 511 с.
142. Известия Крымского Отдела Географического Общества Союза ССР, вып. 1. – Симферополь, 1951. – 132 с.
143. Исянгулов, Ш. Н. «Военная тревога» 1927 года и проблема военного обучения. // Вестник Челябинского государственного университета № 10 (191). – 2009.
144. Каблуков, И. А. О меде, воске пчелином клее и их подмесях. – Гос. изд-во 1927. – 122 с.
145. Комаров, П. М.; Губин, А. Ф. Пчеловодство. – М.: Сельхозгиз, 1937. – 783 с.
146. Кондрашин В. В. Голод 1932–1933 годов: трагедия российской деревни. – М.: Росспэн, 2008. – 520 с.
147. Кондрашин В. В. Голод в СССР. 1929–1934. Том 2. Июль 1932 – июль 1933. – М.: МФД, 2012. – 912 с.
148. Короленко, В. Г. Собрание сочинений (в 8 томах). Том 2. – М.: Правда, 1953.
149. Короленко, В. Г. Собрание сочинений (в 8 томах). Том 8. – М.: Правда, 1953.
150. Кулик, Д. М. О психических изменениях при эрготизме. // Невропатология и психиатрия, Т. 4, В. 2. – Медгиз, 1935.
151. Курукин, И. В. Коседжик, Х. Поиск «Достойной сатисфакции». // Исторический Вестник № 4 (151). – 2013.
152. Курукин, И. В. Персидский поход Петра Великого. – М.: 2010.
153. Лавриненко, П. Г. Мои года – мое богатство. // Вестник краеведения: Прокопьевский район. Вып. 3. 2006.
154. Ларин, И. В. Кормовые растения естественных сенокосов и пастбищ СССР. – Л.: Издательство Всесоюзной Академии с.-х. наук им. В. И. Ленина, 1937. – 944 с.
155. Лекутер П., Берресон Д. Пуговицы Наполеона: Семнадцать молекул, которые изменили мир. // Пер. с англ. Т. Мосоловой. – М.: Астрель, Corpus, 2013. – 448 с.

156. Лурье, М. Л. Двига – червонный гад – ратная червь (из полевых открытий последних лет). / Материалы V Международной школы молодого фольклориста (6 – 8 июня 2001 года). – 2002.
157. Лысенко, Т. Д. Колхозные хаты-лаборатории – творцы агронауки // Яровизация. – Сельхозгиз, 1937. С. 12-32.
158. М. Горький. III. О вреде философии. // Автобиографические рассказы. Красная новь №1 (январь-февраль). – Гос. изд-во, 1923.
159. Максимов, С. В. Нечистая, неведомая и крестная сила. – СПб.: Полисет, 1994. – 448 с.
160. Максимов, С. В. Куль хлеба и его похождения (1873) / С. В. Максимов. – М.: Терра, 1996. – 236 с.
161. Максудов. Г.А. Токсидемия рафании (эрготизма) в Уральской области в 1926– 27 г. / ред. В.С. Груздев. // Казанский медицинский журнал №11 (ноябрь). – Казань, 1927. – С. 1151-1165
162. Маршак, С. Воспитание словом: статьи, заметки, воспоминания. – М.: Советский писатель, 1964. – 583 с.
163. Модина, Г. И. О Первой версии философской драмы Флобера «Искушение святого Антония» (1849). – Вестник Пермского университета, вып. 1 (13), 2011.
164. Модина, Г. И. Мотив искушений в драме Флобера «Искушение святого Антония». – 2009.
165. Новиков, Н. В. Сатира в русской волшебной сказке: записи XIX – начала XX века. / Русский фольклор. Том 2. Институт русской литературы, – М-Л.: Наука, 1957. – 374 с. – С. 40-61.
166. Общій церковно-славяно-россійскій словарь. – СПб.: Тип. Императорской Россійской академіи, 1834. – 896 с.
167. Ончуков, Н. Е. Из уральского фольклора / Н. Е. Ончуков // Сказочная комиссия в 1926 г.: обзор работ под ред. С.Ф. Ольденбурга. – Изд. Гос. русского географического об-ва. Л., 1928. – С. 27-33.
168. Ончуков, Н. Е. Сказки Тавдинского края. / Н. Е. Ончуков // Сказочная комиссия в 1926 г.: обзор работ под ред. С.Ф. Ольденбурга. – Изд. Гос. русского географического об-ва. Л., 1927. – 72 с. – С. 26–32.
169. Орел – город хлебный. // Орловская правда, 28 сентября. – 2004.
170. Осокина, Е. А. За фасадом «Сталинского изобилия»: Распределение и рынок в снабжении населения в годы индустриализации. – М.: РОССПЭН, 1999. – 271 с.
171. Осокина, Е. А. Легенда о мешке с хлебом: кризис снабжения 1936–1937 года // Отеч. история № 2. – М., 1998. – С.92-106.
172. Пайчадзе, Г. Г. Русско-грузинские политические отношения в первой половине XVIII века, – Тбилиси, 1970. – 279 с.
173. Палкин, Б. Н. Русские госпитальные школы XVIII века и их воспитанники. – М.: Медгиз, 1959. – 272 с.
174. Персидскія-Русскія Войны // Военный энциклопедическій лексиконъ. Томъ X. – СПБ.: 1846. – С. 377–389.
175. Покровский, М. Н. Русская история в самом сжатом очерке. Том 2. – 1933.

176. Походный журналъ 1722 года. – 1855.
177. Протоколы общихъ собраній за 1892 годъ. // Записки Кіевскаго Общества Естествоиспытателей, Томъ XIII. тип. Имп. ун-та. – 1894.
178. Гроссгейм, А. А. Растительные богатства Кавказа. / акад. А. А. Гроссгейм. – Материалы к познанию фауны и флоры СССР. Новая серия. Отдел ботанический, вып. 7. – М.: Наука, 1952. – 632 с.
179. Рат-Вег, И. Комедия Книги. / Иштван Рат-Вег. – М.: Книга, 1982. – 542 с.
180. Реальная энциклопедія медицинскихъ наукъ. / Eulenburg, A. Афанасьевъ, М. Т. 9. – СПб., 1893.
181. Реформатскій, Н. Душевное разстройство при отравленіи спорыньей (Болѣзнь «злая корча»). – М.: Тип. И. Н. Кушнерева, 1893. – 420 с.
182. Рождественский, Н. А. Отравление спорыньей в Сарапульском округе в 1926 году. // ЗРВ (Защита растений от вредителей), т. 5. – Л., 1928. – С. 349-356
183. Ростовцевъ, С. И. О Прорастаніи склероціев спорыньи Claviceps purpurea Tul. – М.: Тип.-лит. В. Рихтера, 1902. – 16 с.
184. Русскія Вѣдомости № 333 (2 декабря). – М., 1895.
185. Русские народные сказки. / Сост. Э. В. Померанцева. Под общ. ред. В. И. Чичерова. – М.: Изд. Моск. ун-та, 1957. – 511 с.
186. Русскіе уголовные процессы. Казуистика душевныхъ болѣзней, Томъ III. / изданіе Любавского А. Д. – СПб.: Тип. т-ва «Обществ. польза», 1867. – 799 с.
187. Русское слово. Материалы Международной научно-практической конференции. Выпуск 5. ч. 1. – Ульяновск, 2013.
188. Саранча въ Крыму. // Возрожденіе. Т. 2. № 389. 26 Іюня. – 1926.
189. Саранча. // Возрожденіе. Т. 2. № 421. 28 Іюля. – 1926.
190. Сборникъ Императорскаго русскаго историческаго общества. Т. 49. ч. 3. – СПб, 1885.
191. Сборникъ циркуляровъ и инструкцій Министерства Внутреннихъ дѣлъ. Томъ 6. – СПб, 1857.
192. Сборникъ циркуляровъ и инструкцій Министерства Внутреннихъ дѣлъ. Томъ 7. – СПб, 1858.
193. Сербский, Г. П. Дело «О саранче» // Пушкин: Временник Пушкинской комиссии / АН СССР. Ин-т литературы. – М.; Л.: Изд-во АН СССР, 1936. – С. 275–289.
194. Симонов, Н. С. «Крепить оборону страны Советов»: «Военная тревога» 1927 года и ее последствия // Отечественная история № 3. – М., 1996. – С. 155-161.
195. Симонов, Н. С. Военно-промышленный комплекс СССР в 1920–1950-е годы: темпы экономического роста, структура, организация производства и управление. – М.: РОССПЭН, 1996. – 336 с.
196. Словарь Академіи Россійской. Часть VI и послѣдняя. – Спб, 1794. – 600 с.
197. Соколов, Б. Предсмертное творение В. Г. Короленко // Культура, № 2-3. – 1922.
198. Соловьевъ, С. М. Исторія Россіи с древнѣйшихъ временъ: Томъ 18. – М.: Катковъ, 1868.

199. Сперанскій, М (Сибирская хроника) / Томскіе Губернскія Вѣдомости № 44. Четвергъ, 4 ноября. – 1882.
200. Спорынья. // В. И. Даль. Толковый словарь живаго великорускаго языка. Ч. 4. – М., 1866.
201. Талиев В. И. Научные основы учения о медоносах. – М.-Л. Госиздат 1927 г. – 186 с.
202. Толстой, Н. И. Агапкина, Т. А Славянские древности: этнолингвистический словарь в пяти томах. / Под общей ред. Н. И. Толстого. Том 2 (Д-К). – М.: Международные отношения, 1999. – 704 с.
203. Труды Императорскаго вольнаго экономическаго общества. Т. 1. Изд. 1.– СПб., 1898.
204. Труды Омского медицинского института, т. 3. – Омск, 1928.
205. Труды Института: Лаборатория фитопатологии. – Украинский научно-исследовательский институт зернового хозяйства, вып. 1. – Держсільгоспвидав, 1935.
206. Труфанов, О. Лохов, В. Родригес, И. Алкалоиды спорыньи: современное состояние проблемы и методы профилактики отравлений. // Эксклюзивные технологии № 6. – 2009. – С. 50-55.
207. Устное поэтическое творчество русского народа: хрестоматия. / С. И. Василенок, В. М Сидельников. – М., 1954.
208. Ушакова, С. Н. Идеолого-пропагандистские кампании как способ социальной мобилизации советского общества в конце 1920-х – начале 1940-х гг. Автореферат диссертации. – 2001.
209. Феоктистова, Н. Ю. Почему саранча собирается в стаю // Биология №37 (620). – 2001.
210. Филиппова, А. Народные представления о «двиге». / Материалы конференции. – СПб.: Гос. ун-т, 1998.
211. Фронт науки и техники № 12. – М.: ВАРНИТСО, 1937.
212. Хабарова, О. В. Исследование эффекта Чижевского – Вельховера и поиск механизма воздействия солнечной активности на биообъекты. 2004. // Biophysics vol. 49. s. 1. – 2004.
213. Цебрикова, М. Н. Психическія заразы. // Живописное обозрѣніе №49. – СПб., 1885.
214. Чижевский, А. Л. Космический пульс жизни. – М.: Мысль. 1995. – 768 с.
215. Чубинскій П. П. Труды этнографическо-статистической экспедиціи въ западно-русскій край. Т. 1. вып. 2. – СПб., 1877.
216. Штрак, Г. Л. Кровь в верованиях и суевериях человечества. / Составление, примечания - Бойков, В. Ф. – СПб.: София, 1995.
217. Щербина, П. С. Пчеловодство в Пермской области. – Пермское книжное изд-во, 1964. – 315 с.
218. Щербина, П. С. Пчеловодство. – М.: Гос. изд-во сельхоз. лит-ры, 1956. – 623 с.
219. Щербина, П. С. Пчеловодство. – Сельхозгиз, 1947. – 344 с.
220. Эти миллионы нужно собрать // Советская Сибирь № 204, 5 сентября. – 1926.

221. Яновичъ, В. М. Пермяки: этнографическiй очеркъ. – СПб., 1903.
222. Ясюковичъ. Описанiе эпидемической болезни (Rafania) // Военномедицинскiй журналъ. ч. 5. № 2. – СПб., 1825.

Оглавление

Дежавю 1
Зерна ягеля 11
Мертвая трава 21
Междисциплинарные пляски 39
Тверской монстр 57
Закрутки и «закрутки» 73
Трагедия лесной глуши 95
Окрыленная нога верблюда 105
Великобритания и СССР: 1926–27 гг. 125
Военная тревога 1927 года 137
Хлеб и кровь 149
Пушкин и саранча 161
Прыгающие на деревья 169
Брюки пчеловода 175
Циклы психических эпидемий 185
Циклы размножения 199
Нашествие НЛО 209
Библиографический список 227

www.ingramcontent.com/pod-product-compliance
Lightning Source LLC
Chambersburg PA
CBHW071310110426
42743CB00042B/1249